《百姓合理用药一册通晓》丛书

中国医药教育协会成人教育委员会
组织编写

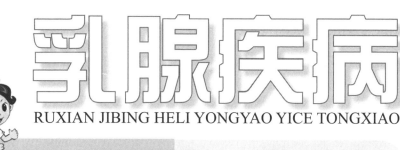

乳腺疾病

RUXIAN JIBING HELI YONGYAO YICE TONGXIAO

合理用药一册通晓

医学专家为你详细解答

U0209257

丛书主编　黄正明　贾万年

主　　编　何建苗　曹志宇

编　　者　（以姓氏汉语拼音为序）

李月敏　吕　刚　马小军

秦　荣　史玉琪　王　玥

杨　波　赵华洲　张庆军

张心慧

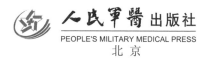

人民军医出版社

PEOPLE'S MILITARY MEDICAL PRESS

北京

图书在版编目（CIP）数据

乳腺疾病合理用药一册通晓／何建苗，曹志宇主编．—北京：人民军医出版社，2016.1

（百姓合理用药一册通晓丛书）

ISBN 978-7-5091-8851-4

Ⅰ．①乳… Ⅱ．①何…②曹… Ⅲ．①乳房疾病－用药法 Ⅳ．① R655.805

中国版本图书馆 CIP 数据核字（2015）第 317625 号

内容提要：

　　本书简要介绍了乳房的解剖结构，乳腺疾病的自我检查，详细阐述了乳腺疾病的发病原因、诊断和治疗的合理用药原则。全书语言通俗易懂，集科学性、专业性和实用性于一体，适合乳腺疾病患者及其家属阅读参考。

策划编辑：王久红　焦健姿　　文字编辑：王　丽　　责任审读：王三荣

出版发行：人民军医出版社　　　　　　　　经销：新华书店

通信地址：北京市 100036 信箱 188 分箱　　邮编：100036

质量反馈电话：（010）51927290；（010）51927283

邮购电话：（010）51927252

策划编辑电话：（010）51927300-8206

网址：www.pmmp.com.cn

印、装：三河市春园印刷有限公司

开本：710mm×1010mm　　1/16

印张：8.25　字数：143 千字

版、印次：2016 年 1 月第 1 版第 1 次印刷

印数：0001—4000

定价：25.00 元

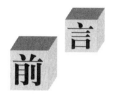

前言

　　乳房是泌乳、哺乳器官，是人类得以延续的生命之泉，同时也是重要的性征器官，丰满挺拔而富有弹性的乳房是女性的重要第二性征之一。然而女性乳房也为"多灾之地"，侵袭乳房的疾病繁多，尤其是乳腺癌已经成为威胁女性健康的主要恶性肿瘤之一。在欧美等西方发达国家，乳腺癌的发病率为47/10万。在我国，乳腺癌的发病率也在逐年上升，在许多大、中城市及沿海发达地区，乳腺癌已占妇女恶性肿瘤死因的首位，且乳腺癌的发病年龄有逐渐年轻化的趋势。纵观全球，尽管乳腺癌的发病绝对人数在增加，但随着对乳腺癌生物学行为研究的不断深入了解，科学技术的不断进步，使得治疗乳腺癌新药的不断问世，以及早诊早治知识的不断普及，乳腺癌的死亡人数并没有增加。

　　尽管我国的医疗保障体制不断飞速发展，但现有的医疗资源仍达不到发达国家的水平，无法覆盖全社会的女性健康。因此，推动针对乳腺癌防治的宣教工作，建立和推动世界卫生组织（WHO）恶性肿瘤三级预防体系，应成为今后相当长时间内的医疗工作重点。其中通过一级预防（病因预防），加强流行病学研究，减少危险因素，在未发病前针对病因采取预防措施是根本，在疾病临床期采取合理治疗和康复治疗，达到防止伤残、促进恢复，提高生存质量和延长生命是第三级预防，介于二者之间的第二级预防尤其受到了医患的关注。早期发现、早期诊断和早期治疗的"三早原则"更有益、更科学客观和切实可行。

　　为了患者及患者的相关群体，我们从乳房的解剖结构、乳腺疾病流行病学合理诊断与治疗（包括合理用药），编写了此书。语言力求通俗易懂，集科学性、专业性和使用性于一体，对普及合理诊断、合理用药具有指导意义。本书的出版，如能对读者有所启迪，对乳腺疾病患者诊疗有新帮助，就是我们最大的欣慰。在编写过程中，我们直接或间接地引用了一些相关学者的文献或资料，并得到了有关专家、业内同道的悉心指导和大力支持，在此一并表示衷心的感谢。

当我们将此书奉献于读者面前时，欣慰之余惶恐之情又生。由于我们水平有限，若发现书中不当甚至谬误之处，恳请专家、读者批评指正。

编　者

2015 年 7 月

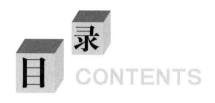

目 录
CONTENTS

第1章　乳房概论

第2章　乳腺炎症性疾病

第3章　乳腺增生病

第4章　乳腺良性肿瘤

第5章　乳腺癌

第 *1* 章

乳房概述

　　乳房不仅是女性哺乳的器官,也是成熟女性的象征。近年,来随着人民生活水平的提高和女性对自身健康关注的加强,乳腺疾病逐渐成为影响女性身心健康的主要疾病之一。事实上,男女均可发病,只是女性的发病率远高于男性。我国古代的中医文献对乳腺疾病有丰富的论述,有关乳房疾病的记载,最早可见于《中藏经》中的"乳癖",随后的中医经典著作中又有对"乳痈""乳岩"等疾病的详细论述。随着现代医学的不断进步,乳房的解剖、生理及病理已经得到越来越多的认识,许多乳腺疾病的发病机制也逐步被揭示和阐明。女性一生中乳房的发育可历经婴儿期、少女期、成年期(包括月经期、妊娠期、哺乳期)及中老年期。不同的发育阶段可能发生的疾病也不尽相同。例如,年轻女性容易患乳腺纤维瘤,哺乳期女性容易患急性乳腺炎,中老年女性得乳腺癌的概率较高。目前,可将乳房疾病分为炎性病变、发育异常病变、增生性病变和各种良恶性肿瘤,其中大多数乳腺疾病经过专业治疗可以治愈。早发现、早治疗是提高乳腺疾病治愈率的重要前提,因此学会自查乳房,高危人群进行定期筛查对提高乳腺疾病的整体疗效具有重要意义。

第一节 乳房解剖生理

乳房的结构——倒生长的"树"

　　成年妇女乳房是两个半球形的性征器官，位于胸大肌浅面，外上方形成乳腺腋尾部伸向腋窝。乳头位于乳房的中心，周围的色素沉着区称为乳晕。乳房主要由腺体、导管系统、脂肪组织、纤维组织等构成，其内部结构有如一棵倒着生长的小树。每个乳腺有15～20个腺叶，每一腺叶又分成很多腺小叶，腺小叶由小乳管和腺泡组成，是乳腺的基本单位。每一腺叶有其单独的导管(乳管)，多个小乳管汇集成小叶间乳管，多个小叶间乳管又汇成一根输乳管。输乳管有15~20根，以乳头为中心呈放射状排列，汇集于乳晕，开口于乳头，乳头隆起于乳房表面的中央，其周围皮肤有明显的色素沉着，称为乳晕。

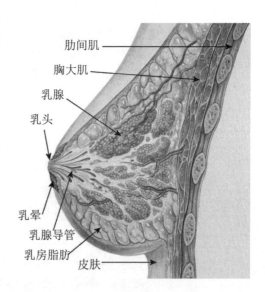

　　乳房内脂肪组织的多少是决定乳房大小的主要因素之一。整个乳房除乳晕外均为一层脂肪组织所包围，脂肪层的厚薄因年龄、生育等因素不同而导致个体差异很大。纤维组织构成乳腺悬韧带，它可以对乳腺起固定作用，使乳房既有一定的活动度，在直立时又不至于明显下垂。

　　人体许多内分泌激素均可以作用于乳腺，使其产生相应的变化，例如其生理活动受垂体前叶、卵巢及肾上腺皮质等激素影响。妊娠及哺乳时乳腺明显增生，腺管延长，腺泡分泌乳汁。哺乳期后，乳腺又处于相对静止状态。平时，育龄期妇女在月经周期的不同阶段，乳腺的生理状态在各激素影响下，呈周期性变化。绝经后腺体逐渐萎缩，为脂肪组织所代替。

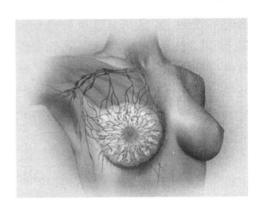

乳房的淋巴网较为丰富，其淋巴液输出有 4 个途径，流经腋窝淋巴结、锁骨下淋巴结、锁骨上淋巴结、胸骨旁淋巴结等。因此乳房查体不仅要触诊乳腺，也要检查腋窝及锁骨上、下淋巴结是否有肿大。乳腺癌手术中也不仅要切除乳腺腺体，对相应区域的淋巴结必须进行彻底"清扫"，才能达到根治的目的。

乳房的功能——哺乳及第二性征

乳房的生理功能主要有：①哺乳是乳房最基本的生理功能，女性生产后在大量激素的作用及婴儿的吸吮刺激下，乳房开始规律地分泌并排出乳汁，供婴儿成长发育之需。②乳房是最早出现的第二性征，是女孩青春期开始的标志。一般来讲，乳房在月经初潮之前 2 ～ 3 年即已开始发育，拥有一对丰满、对称而外形漂亮的乳房也是女性健康美丽的标志。一些乳腺癌患者术后会再次做整形手术或佩戴假体，正是因为乳房是女性形体美的重要组成部分。③参与性活动，在性活动中，乳房是女性除生殖器以外最敏感的器官。乳房的周期性变化在整个性活动中占有重要地位。

第二节　乳腺疾病的流行病学

乳腺疾病是妇女常见病、多发病。随着近年来城镇化速率的快速推进，生活水平的日益提高，生活节奏的逐步加快和特殊的生育模式，我国乳腺疾病的发病率呈逐年上升的趋势，城市地区尤为显著，严重者已影响到妇女的工作、生活及身心健康。

据调查，我国成年女性乳房良性疾病患病率为 37% ～ 70%，其中最常见的为乳腺增生，占乳房良性疾病的 80%以上；其次为乳腺良性肿瘤，占乳房良性疾病的 10%～15%。其中 30—45 岁年龄组妇女患病率最高，45—55 岁次之。一般认为与乳房良性疾病相关的可能危险因素包括以下几个方面。

1. 初潮年龄早、行经年限长、停经年龄晚、月经周期短是导致乳腺增生的危险因素。

2. 生育早、多产次、母乳喂养及哺乳时间长可减少乳腺增生，流产次数多、性活动次数少可增加乳腺增生患病率。

3. 性格较为内向的患者，情绪一直保持压抑状态、容易产生焦虑心理，紧张情绪始终得不到有效放松，乳腺疾病患病率高。

4. 喜肉食者，进食脂肪较多，致使催乳激素增加，通过丘脑 - 垂体轴使雌激素分泌增加，而且肉食可改变肠道菌群，使来自胆汁的类固醇在结肠中转化为雌激素，所以雌激素水平增高，引起乳腺病增加。

5. 脑力劳动者工作压力较大，大脑长期处于紧张状态，易导致内分泌紊乱，致使乳腺长期处于增殖不能复旧或复旧不全状态，久而久之容易发生乳腺疾病。

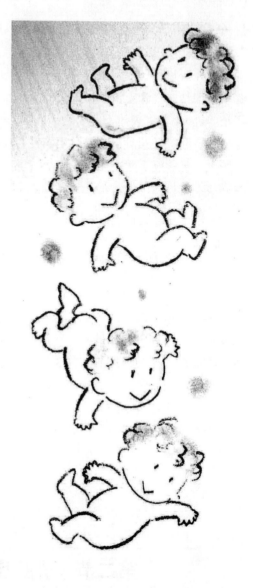

乳腺癌的流行病学：目前乳腺癌已成为我国城市女性最常见的恶性肿瘤，农村女性肿瘤中排第四位。2008 年，我国诊断出近 17 万例新发浸润性乳腺癌；同年有近 4.5 万人死于乳腺癌，分别占到全世界新发病例和死亡病例的 12.2% 和 9.6%。预计到 2021 年，中国乳腺癌患者将高达 250 万，女性发病率将从小于 6/10 000（年龄为 55—69 岁）增加到超过 10/10 000，将会严重危害中国妇女的健康。我国乳腺癌的发病特点与高收入国家相比差异包括：发病年龄更早、独特的独生子女政策、乳腺癌筛查普及率较低、晚期乳腺癌患者较多；治疗资源不足、民众乳腺癌相关基本知识缺乏。

与乳腺癌相关的主要危险因素包括年龄、初次妊娠年龄、初潮年龄、未经产、一级亲属乳腺肿瘤病史、良性乳腺疾病特别是非典型性导管和小叶增生等。次要危险因素包括肥胖、激素替代疗法、未哺乳、口服避孕药和饮食结构等。

我国诊断乳腺癌患者的平均年龄为 45—55 岁，比西方更加年轻化。统计发现我国发病年龄呈现出两个高峰。第一个为 45—55 岁，第二个为 70—74 岁，并且诊断为乳腺癌的中位年龄有逐渐增大的趋势。之所以会出现 45—55 岁这个特定发病高峰，可能是因为存在着出生队列效应，以及其他生活方式和危险因素的影响。

一项多中心全国范围的研究显示，诊断为乳腺癌时，经济条件较好的地区的人群多为Ⅰ期和Ⅱ期，而经济条件一般地区的女性呈现更多的是Ⅲ期和Ⅳ期。相比而言，美国 60% 的乳腺癌患者为局限性Ⅰ期和Ⅱ期，33% 的是局限性Ⅲ期，仅 5% 的患者是Ⅳ期。据报道我国原位癌的 5 年相关生存率为 100%，Ⅰ期为 84% ～ 100%，Ⅱ期为 76% ～ 87%，Ⅲ期为 38% ～ 77%。相比较美国 1999—2005 年的 5 年生存率为 89%，我国还需要进一步努力缩小差距。其中，早期诊断和早期治疗是改善患者预后的主要因素。

此外，值得一提的是，乳腺癌有一定的遗传风险，在我国乳腺癌家族聚集比较常见。虽然发达国家常态化提供基因检测和咨询服务，但在我国这些服务还没有得到广泛认可，需要进一步普及。BRCA1 或 BRCA2 基因突变携带者一生中患乳腺癌的累计风险为 70% ～ 85%，因此一旦发现有 BRCA1/2 基因突变携带者，应尽早进行干预治疗。

第三节　乳腺疾病的自我筛查

如何进行乳腺疾病的筛查

乳腺疾病筛查是通过简单有效的乳腺检查措施，对无症状妇女开展筛查，以期早期发现疾病，从而提高疾病的治愈率和生存率。筛查分为机会性筛查和群体普查两种。机会性筛查是妇女个体主动或自愿到提供乳腺筛查的医疗机构进行相关检查；群体普查是社区或单位实体有组织地为适龄妇女提供乳腺疾病筛查。机会性筛查一般建议40岁开始，但对于一些乳腺癌高危人群可将筛查起始年龄提前到20岁。群体普查暂无推荐年龄，目前仍处于研究阶段。国家卫生和计划生育委员会开展的农村妇女免费乳腺癌筛查年龄为35—65岁。

筛查的技术必须简单易行，既经济又无痛，并且其敏感度足以检出疾病。目前常用的乳腺疾病筛查手段主要包括外科触诊、钼靶摄影、彩超检查和磁共振成像等，其侧重点也各不相同。

1. **外科触诊** 可以了解乳房有无肿块、肿块的性质、区域淋巴结有无肿大等。虽然触诊不能对所触及肿块的性质进行准确判定，也可能漏诊一些较小的病灶，存在一定的局限性，但外科触诊仍然是乳腺疾病初筛不可或缺的检查，也是女性自我筛查不可替代的好办法。需要注意的是乳腺触诊的准确率与医生的经验有很大关系，最好请有经验的外科医生做触诊。

2. **乳腺彩超检查** 乳腺彩超对检查乳房组织条件要求不高，是临床上应用较广泛的乳腺实时成像检查方法。它不仅能对囊性和实性肿块进行较好的鉴别，也能够检测到一些触诊不到的微小病灶；同时还可以对可疑病灶进行鉴别，了解其有无血供、有无微小钙化等重要信息，有利于第一时间发现各类早期乳腺疾病；此外，乳腺彩超还可显示腋窝及锁骨上淋巴结等周围组织情况。因此，乳腺彩超检查在我国乳腺癌筛查中具有重要的地位。

3. **钼靶摄影** 它是利用X线将乳房的二维图像投影于胶片并进行观察。钼靶检查是许多发达国家首选的乳腺癌筛查手段，也是我国诊断乳腺疾病尤其是早期乳腺癌的有效方法。钼靶摄影的敏感性和准确率均较高，特别是对于大乳房和脂肪型乳房诊断率更高。钼靶检查也有一定的局限性，会产生一定的放射性损伤，女性一生中不易接受过多的钼靶检查；年轻女性乳腺组织处于敏感期，因此应尽量避免和减少钼靶检查次数；同时该检查的敏感度也受到乳房密度、摄片次数、读片医师的经验等因素的影响。

4. **磁共振成像** 分辨率高，可获得清晰而精细的图像，在乳腺肿瘤的良恶性鉴别及早期肿瘤的诊断中具有很大的应用价值。乳腺癌高危人群可选磁共振成像检查。但由于其费用相对昂贵，不适合一般人群筛查。

 筛查年龄

《中国抗癌协会乳腺癌诊治指南与规范》（2013版）对各年龄段的筛查做了如下规范和推荐。

1．20—39 周　不推荐对非高危人群进行乳腺筛查。

2．40—49 岁

（1）适合机会性筛查。

（2）每年 1 次乳腺 X 线片检查。

（3）推荐与临床体检联合。

（4）对致密型乳腺推荐与 B 超检查联合。

3．50—69 岁

（1）适合机会性筛查和人群普查。

（2）每 1 ~ 2 年 1 次乳腺 X 线片检查。

（3）推荐与临床体检联合。

（4）对致密型乳腺推荐与 B 超检查联合。

4．70 岁或以上

（1）适合机会性筛查。

（2）每 2 年 1 次乳腺 X 线检查。

（3）推荐与临床体检联合。

（4）对致密型乳腺推荐与 B 超检查联合。

5．乳腺癌高危人群筛查意见　乳腺癌高危人群应提前进行筛查（40 岁前），筛查间期推荐每半年 1 次，筛查手段除了应用一般人群常用的临床体检、B 超、乳房 X 线检查之外，可以应用 MRI 等新的影像学手段。乳腺癌高危人群的定义：①有明显的乳腺癌遗传倾向者；②既往有乳腺导管或小叶中重度不典型增生或小叶原位癌患者；③既往有胸部放疗史的患者。

乳腺疾病自我检查

近 20 年来，乳房疾病的发病率呈逐渐上升的趋势。虽然通过普查或专科医生检查能发现一部分乳腺疾病患者，但如果能学会自我检查，无疑是一个更好的手段。据调查，60% 的乳腺癌患者都是在洗澡、更衣或其他偶然机会中发现乳房有肿块，这种无意识的自查出乳腺癌的患者中约 1/3 的患者已经失去了根治的机会。如果学会自查乳房的方法，发现乳房内有肿块（良性或恶性病变）的机会就会增加,乳腺癌的早期诊出率也会相应地提高。因此,学会自查乳房肿块是早发现、早诊断、早治疗乳腺癌的一种重要手段。

1．乳房自查时间选择　乳房自查的最佳时间是经期后的一周，此时是乳房比较松软的时期，能够客观地检测出乳房内的肿块。从理论上讲，乳房检查有一定时限性,无论是被动检查还是自我检查。确定时限的目的主要是为了取得比较客观的检查结果。乳房在一个月之内,随内分泌激素与月经周期的变化而变化。上一个月月经停止后至下次月经来潮前的一段时间,雌激素水平增高,乳房内可出现一系列的变化,如导管扩张、水肿,血管扩张,组织充血的发生,排卵后孕激素和催乳素水平同时增高,致使乳房变大,张力增高,乳房肿胀并出现胀痛,此时如果进行乳房检查,往往会出现假象体征,难以做出判断。

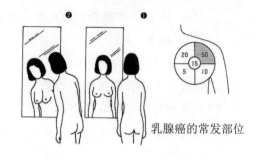

乳腺癌的常发部位

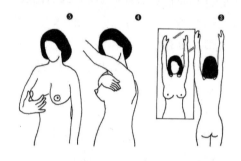

在月经来潮之后,雌激素和孕激素的水平降低,上述出现的生理性增生现象复原,尤其在月经停止后一周,此时乳房变软、变小,此期间是自我检查和被动检查的最佳时机,能反映出乳房内病变的客观状态,对于明确诊断有利。然而,门诊就诊的患者以月经来潮前者占的比例很大。因此,选择合适的自查时机很重要。

2.乳房自查方法

(1)乳房自查体位:一般可采取立位、坐位、平卧位。其中在立位或坐位时,如有条件,也可采用镜前检查。具体方法可分为视诊和触诊。

(2)视诊:房间应光线明亮。两侧乳房充分暴露,以利对比。采用立位或坐位脱去上衣,面对镜子进行自我检查:观察两侧乳房的形状、大小是否对称、有无局限性隆起或凹陷,乳房皮肤有无发红、水肿及"橘皮样"改变,乳房浅表静脉是否扩张。两侧乳头是否在同一水平,如乳头上方有癌肿,可将乳头牵向上方,使两侧乳头高低不同。乳头内陷可为发育不良所致,若是一侧乳头近期出现内陷,则有临床意义。还应注意乳头、乳晕有无糜烂。

(3)触诊:采用双手交叉检查法,即用右手检查左侧乳房,左手检查右侧乳房,用手掌面轻柔的滑动检查。应采用手指掌面而不是指尖,同时要注意不要用手指捏乳房组织,否则会将捏到的腺组织误认为肿块。应循序对乳房外上(包括腋尾部)、外下、内下、内上各象限及中央区做全面检查。注意乳房张力和硬度及乳头触诊。其中乳房内肿块的触诊需注意如下几点。

①确定肿块所在部位:以乳头为中心做一个"十"字垂直线,可将乳房分为

外上、外下、内上、内下 4 个象限。据专家统计，乳腺癌有 60% 发生在外上象限；12% 在乳晕下方；12% 在内上象限；10% 在外下象限；6% 在内下象限。

②确定肿块大小。

③肿块边界：发现肿块后一定要反复推移，判定肿块边界是否清楚。纤维腺瘤、囊肿的边界很清楚；硬化性腺病、乳腺癌的肿块边界一般不清楚，有种牵扯感，甚至边界呈不规则状或分叶状、哑铃状。

④肿块的形状：纤维瘤、囊肿等可呈圆形或椭圆形。乳腺小叶增生团块、硬化性腺病团块、乳腺癌的肿块都呈不规则状，尤其是硬化性腺病团块可呈盘状、索条状、结节状。

⑤肿块的硬度：软（以口唇为准）中（以鼻尖为准）硬（以前额为准）坚硬型（以骨头为准），有相当一部分乳腺癌患者的肿块质地坚硬、无疼痛感且固定，凭借这 3 点诊断乳腺癌已有 70% 的把握。

睡觉时自检的手法

⑥肿块的活动度：纤维瘤、囊肿的活动度较大。其他乳腺良性病变，如小叶增生症、硬化性腺病并瘤样结节生成等，活动度均可，但幅度不大。乳腺癌的肿块因与周围组织有粘连，肿块固定，很难推动，几乎没有活动度。

⑦肿块的疼痛：纤维瘤是无痛性肿块；囊肿一般无疼痛感，但有胀感，如果单一较大囊肿合并感染时可出现明显触痛；急性乳腺炎的硬结有明显触痛；典型痛乳症（小叶增生早期阶段）和典型小叶增生症触痛感十分明显；硬化性乳腺病有轻微触痛，有时也会没有触痛感；乳腺癌肿块很少有触痛感，即使有亦很轻微，说明乳腺癌到了晚期或合并有感染。

⑧最后轻挤乳头，若有溢液，依次挤压乳晕四周，并记录溢液来自哪一乳管。

⑨检查腋窝及锁骨上、下是否有淋巴结肿大。

9

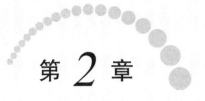

第2章

乳腺炎症性疾病

　　乳腺炎性疾病约占同期乳腺疾病患者的 1/4，按发病时间可分为急性和慢性炎症性疾病，急性炎症主要指急性乳腺炎，慢性炎症主要指浆细胞性乳腺炎、肉芽肿性乳腺炎、乳腺结核等。急性乳腺炎病程较短，预后良好，但若治疗不当，也会使病程迁延，甚至可并发全身化脓性感染。浆细胞性乳腺炎（plasma cell mastitis，PCM），又名乳腺导管扩张症，是一种以非周期性乳腺疼痛、乳头溢液、乳头凹陷、乳晕区肿块、非哺乳期乳腺脓肿、乳晕部瘘管为主要临床表现的炎症样特殊类型乳腺良性疾患，占乳腺良性病变的 4%～5%，易反复发作，临床较易误诊。

第一节　急性乳腺炎

急性乳腺炎病程较短，预后良好，但若治疗不当，也会使病程迁延，甚至可并发全身化脓性感染。患者多是产后哺乳妇女，其中尤以初产妇为多，常发病于产后 2～4 周。往往发生在产后第三或第四周，因而亦称产后乳腺炎。大都是金黄色葡萄球菌感染，链球菌少见。

急性乳腺炎有哪些发病原因

发生急性乳腺炎的主要原因有两个：①乳汁淤积，乳汁是细菌的很好培养基质，细菌很容易在积乳处繁殖发病。初产妇缺乏哺乳经验，在哺乳时往往不让乳汁吸尽，致使乳汁滞积在腺小叶中，有利于入侵的细菌生长、繁殖，乳汁的滞积促使急性炎症的发生。其次，初产妇的乳头皮肤较嫩，抵抗力减弱，容易被婴儿的吸吮造成破损，由于乳头的破损，使哺乳时产生疼痛而影响产妇正常哺乳甚至造成积乳，给细菌侵入打开了通道；②细菌感染，细菌自乳头破损或皲裂侵入，沿淋巴管蔓延至腺叶间和腺小叶间的纤维脂肪组织，引起脓性蜂窝织炎；或细菌直接侵入乳管，上行至腺小叶，停留在滞积的乳汁中，继而扩散至腺体实质。

急性乳腺炎会有什么症状、表现

急性乳腺炎在开始时患侧乳房胀满、疼痛，哺乳时尤甚，乳汁分泌不畅，乳房结块，全身症状可不明显，或伴全身不适、食欲缺乏等。然后，局部乳房变硬，肿块逐渐增大，此时可伴有明显的全身症状，患者有高热、寒战。常可在 4~5 天内形成脓肿，可出现乳房搏动性疼痛，局部皮肤红肿、疼痛、高热，但局部皮肤红肿及搏动不明显，需经穿刺方可明确诊断。脓肿可同时有数个存在，或先后在不同时日内形成。脓肿可向外溃破；亦可穿入乳管，自乳头排出脓液。有时脓肿

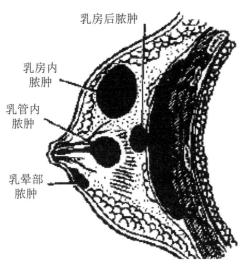

乳房后脓肿
乳房内脓肿
乳管内脓肿
乳晕部脓肿

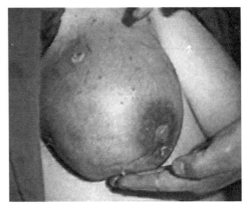

可破入乳房和胸大肌间的疏松组织中，形成乳房后脓肿。急性乳腺炎常伴有患侧腋窝淋巴结肿大，有触痛，白细胞总数和中性粒细胞增加。脓肿或位置表浅，或在乳房深处；位置愈深，局部表现（如波动）愈不明显。

急性乳腺炎的病程往往延时甚久，严重的可并发全身化脓性感染。

 ## 急性乳腺炎如何治疗

急性乳腺炎炎症期的治疗是比较关键的阶段。因为此阶段若治疗及时，方法恰当，炎症可以吸收而愈合，否则超过 5~6 天，则必然形成脓肿。

1. 停止哺乳，排空乳汁　疏通阻塞的乳腺管在初发病已有乳腺肿块而无炎症时最重要，即或是炎症初期（2~4 天）同样也需要设法疏通阻塞的导管，因为任何药物治疗，若在严重的乳汁淤积情况下，是很难控制其炎症的发展的。其方法是：①热敷加排乳，用热毛巾湿敷，每 2~4 小时 1 次。热敷后用吸奶器将淤积的乳汁吸出，也可让婴儿或亲人用嘴吸吮；②热敷加按摩，热敷后，用手掌根部将肿块适当用力按压在胸壁上，按顺时针方向和逆时针方向反复按揉，迫使阻塞的导管疏通，直到肿块变软消失为止。肿块经按揉消散后，每隔 2~4 小时重复按揉 1 次，因病变的导管尚未完全恢复正常排乳，几个小时后可能再次发生淤积。此种按揉方法对急性乳腺炎的早期治疗效果是非常好的。③局部用硫酸镁热敷，用 25% 硫酸镁加热后外敷局部肿块，2~4 小时 1 次。对消肿有效，但仍要及时按摩和排空乳汁。

2. 局部封闭疗法　用青霉素 160 万 U 加等渗生理盐水 20 毫升或庆大霉素 8

13

万 U 加入 20 毫升生理盐水中，注入肿块周围，4~6 小时可重复注射 1 次。

3．全身治疗 ①在肿块未出现急性炎症前，可给予适当的抗生素口服或肌内注射，以预防感染的发生，如肌内注射青霉素 80 万 U，每 8~12 小时 1 次，共 3 天，或口服抗生素。②若已出现急性炎症改变，则需要选择有效、足量的抗生素静脉滴注，如青霉素（或新青Ⅱ）、氨苄西林、先锋霉素类及甲硝唑等。经局部及全身治疗，急性乳腺炎大多在此期可愈合。若未能控制，则必将形成乳腺脓肿。

4．脓肿形成后，应及时切开引流 深部脓肿的波动感不明显，可以超声波定位，或用较粗针头在压痛最明显处试行穿刺，确定其存在和部位后，再行切开。为了避免损伤乳管和发生乳瘘，切口应循乳管方向呈放射状，至乳晕处止。如乳晕部脓肿，位置表浅，可沿乳晕边缘做弧行切口。

 ## 如何预防急性乳腺炎

预防重于治疗，关键在于避免乳汁淤积，同时防止乳头损伤，保持乳房卫生。

1. 妊娠时期，尤其在哺乳时期，要保持乳头清洁，经常用温水、肥皂洗净，乳头内缩者更应注意。但不宜用酒精洗擦，酒精使乳头、乳晕皮肤变脆，反易发生皲裂。

2. 养成良好的哺乳习惯，定时哺乳，每次应使乳汁吸尽；不能吸尽时，用手按摩挤出，或用吸乳器吸出。另外，不让婴儿含着乳头睡眠。

3. 如已有乳头破损或皲裂存在，要停止哺乳，用吸乳器吸出乳汁。待伤口愈合后再哺乳。

需要提及，在男女两性初生儿中，约有 1/3 在脐带脱落后乳房稍有肿大，质较硬，并自乳头流出少量略呈黄色的乳样液体。这是由于初生儿自母体获得雌激素所致。无须治疗，都能自行消退。

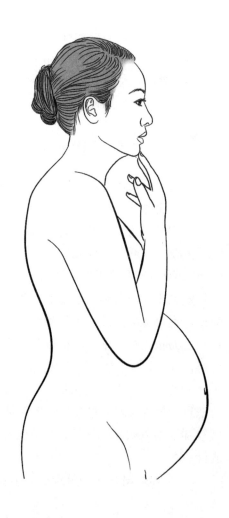

如强行挤出此乳样液体，可引起急性炎症，甚至形成脓肿。类似情况可见于14—16岁的青春期男孩。乳房略肿大，有压痛，有时有乳样分泌物。原因或系垂体的暂时性功能亢进。一般多在数月内自行消退，必要时可予湿热敷。如强行挤压，则可引起急性炎症或脓肿形成。

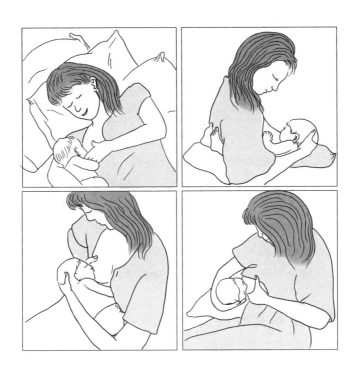

第二节　乳腺结核

结核杆菌感染乳房，在乳腺形成结核病灶，称乳腺结核（breasttuberculosis），它是乳腺不常见的感染性疾病，占所有乳腺疾病的1%左右。无特殊好发年龄段，但成年人多见，男性也可以发生。它在一些结核病高发地区发生率略高。

乳腺结核大都是结核杆菌血行传播的结果，原发病灶多为肺或肠系膜淋巴结结核。由邻近的结核病灶（肋骨、胸骨、胸膜、腋淋巴结结核等）直接蔓延或沿淋巴道逆行传播而来的，较少见。

乳腺结核会有什么症状

乳腺结核发展缓慢，病程由数月到一两年不等，临床表现主要以局部体征为主，部分伴发结核病全身症状。多单个发生，双乳出现着实为非常罕见。许多患者可能既往有结核病史，或者正患身体其他部位的结核，或者在患者家庭中有结核病患者。患者常为20—40岁妇女，多数已婚，并曾生育。早期：逐渐缓慢增长的乳房肿块，不痛，质硬。肿块在2厘米左右时，往往呈球形，活动度较大，边界较清楚，与乳腺的某些良性肿瘤很相似，全身症状可不明显。中期：肿块长大，形状变得不规则，边界不清楚，趋于固定，胸壁和皮肤可以受累，有触痛，局部皮肤水肿，颜色可以发生少许改变。如未得到及时诊治，可以有冷脓肿形成，扣之有波动感，继而发生溃破形成窦道，脓液清稀，其中含有豆腐渣样物质。如果肿块发生在离乳头较近的部位，可能影响乳头而引起乳头内陷。可有同侧腋下淋巴结肿大，轻微触痛。这时可能出现午后或晚间低热，潮热盗汗，体重减轻，食欲缺乏等结核感染全身症状。后期：局部潜行性空腔，溃口难以愈合，严重的病例，腋下淋巴结可以受累而出现腋下淋巴结结核。全身结核症状变得明显。若有混合感染发生，病情进展会明显加快，脓液也会变得浑浊。

 ## 我患的是不是乳腺结核

早期乳腺结核的肿块，不易与乳癌鉴别，常需行切除组织学检查。晚期在窦道或溃疡形成后，诊断不难。窦道口或溃疡面呈暗红色，潜行性皮肤边缘和松萎、苍白的肉芽组织，镜检脓液中仅见坏死组织碎屑而无脓细胞，脓液染色后有时可找到结核杆菌，这些都有助于乳腺结核的诊断。

 ## 乳腺结核和其他病有什么相同点不同点

1. 乳腺癌　早期在乳房结构还是一个实质性肿块时，它和早期的乳腺癌难以鉴别，通过有无结核病史。发病的年龄等可帮助进行推断，然后依靠穿刺检查确定。虽然乳腺癌晚期也发生溃疡，但常呈菜花样，流出血水，恶臭。

2. 慢性乳腺炎　一般曾有一个急性乳腺炎的过程，经大量使用抗生素或苦寒的中药而形成，可能会逐渐缓慢地消退，或者呈反复发作状态，抗生素治疗无效。

3. 乳腺纤维腺瘤　乳腺纤维腺瘤为缓慢生长的或停滞不变的乳腺良性肿瘤，它不会化脓，更不会破溃，但早期临床鉴别难，乳腺X线摄影有些帮助，乳腺纤维腺瘤呈边界清楚的圆形块影。在 B 型超声像图中，乳腺纤维腺瘤呈实性，边界光滑清楚。针吸细胞学活检将帮助鉴别。

4. 浆细胞性乳腺炎　浆细胞性乳腺炎乳头常常可以挤出粉刺样有臭味的物质，若有溃口，窦道的开口常常在乳晕内，可以见到少许白色脓肿物质排出，呈破溃 - 愈合 - 再破溃 - 再愈合，反复发生的状况和乳腺结核脓肿不一样。它在急性期的表现有局部红肿热痛，也和乳腺结核不同。

5. 乳腺囊肿疾病　乳腺囊肿也常为球形质地较硬的肿块，早期的乳腺结核与它们之间的鉴别需要用 B 超进行，或者用细针穿刺获得囊内液后，乳腺疾病涂片检查常能帮助诊断。

 ## 乳腺结核怎么治

现代中西医诊疗乳腺结核的治疗和普通结核病的治疗一样，采用适量、联合、正规、全程的抗结核治疗。除营养、休息、应用抗结核药物等全身治疗外，对局限在一处的乳腺结核，可行病灶切除。若病变范围较大，则最好将整个乳房（尽量保留正常皮肤和乳头）连同病变的腋淋巴结一并切除。手术效果与原发结核病灶的情况有关，一般多良好

 ## 乳腺结核怎么预防

乳腺结核的预防方式主要是积极治疗原发结核病灶。

第三节　浆细胞性乳腺炎

浆细胞性乳腺炎（plasmacellmastitis，PCM），又名乳腺导管扩张症，是一种以非周期性乳腺疼痛、乳头溢液、乳头凹陷、乳晕区肿块、非哺乳期乳腺脓肿、乳晕部瘘管为主要临床表现的炎症样特殊类型乳腺良性疾患，是一种免疫性反应，并非细菌感染，占乳腺良性病变的 4% ～ 5%，易反复发作，临床极易误诊。该病古典文献中并无明确记载及论述，直到 1956 年 Haagensen 首次提出本病变以乳

头周围主导管引流停滞为基础而命名为乳腺导管扩张症，当病变发展到一定时期，管周出现以浆细胞浸润为主的炎症时才称其为浆细胞性乳腺炎，所以它并不是一种独立的疾病。近来随着 PCM 患者的增多，对本病的认识逐渐加深。

为什么会患浆细胞性乳腺炎

现代医学对该病的认识尚不明确。可能与以下因素有关。

1. **乳头发育不良**　如先天畸形、凹陷等引起乳腺开口闭塞。

2. **炎症**　既往乳腺炎症使该区域乳管因炎症增生致管腔狭窄闭塞。

3. **乳腺退行性变**　多次妊娠致乳腺退行性变、中老年妇女因卵巢功能减退乳腺导管呈退行性变，管壁松弛，肌上皮细胞收缩功能减退，管内分泌物积聚。

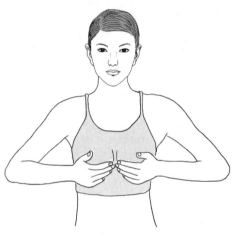

4. **生育哺乳**　特别是与乳汁分泌障碍、哺乳习惯、卫生条件不良有关，以上因素均可引起乳孔闭塞。

5. **细菌感染**　有学者认为本病可能与细菌感染有关，尤其是厌氧菌感染有关。

6. **乳腺外伤**　外伤导致乳腺结构的损伤，引起乳孔闭塞。

7. **内分泌失调**　各种原因引起的体内性激素水平的改变，主要是垂体泌乳素的升高引起乳腺导管扩张，继而引起一系列的病理改变。

8. **吸烟**　Bun-dred 曾报道吸烟也是一个重要因素，认为乳腺内积聚的类脂过氧化物、可铁宁、烟酸等代谢产物，激起局限性组织损伤，导致厌氧菌在乳管内滋生而引起的化脓性典型表现。

浆细胞性乳腺炎是怎么发生的

本病病理表现为乳晕区输乳管上皮细胞萎缩、分泌功能丧失的一种退行性变化。病变早期病理表现为导管上皮不规则增生，导管扩张，管腔扩大，管腔内有大量上皮细胞碎屑及含脂质的分泌物积聚，导管周围组织纤维化，并伴有淋巴细胞浸润。后期病变可见导管壁增厚、纤维化、导管周围出现小灶性脂肪坏死，周围可有大量组织细胞、中性粒细胞、淋巴细胞及浆细胞浸润，尤以浆细胞显著，故称为"浆细胞性乳腺炎"。根据其不同病理过程将其分为不同的分期：导管扩张期、炎块期、脓肿期和瘘管期。

1. **导管扩张期**　开始是乳头和乳晕后方的输乳管扩张，其内积聚含脂质的分泌物，此期可没有明显炎症反应。

2. **炎块期**　此期又可称为"肿块期"。导管内积聚物增多，导管壁的炎症浸润和纤维组织增生加重，导管破坏，进而导管内积聚物穿通导管进入到管周和乳腺间质，发生剧烈的炎症反应并形成肉芽肿，病变累及周围乳腺组织，形成圆形或不规则的肿块。

3. **脓肿期**　导管扩张期病变呈急性炎症反应或继发细菌感染形成脓肿称为脓肿期。

4. **瘘管期**　常作为非哺乳期乳腺脓肿切开引流的并发症，Hanavadi 等报道 35 例行乳腺瘘管手术，发现 63% 由导管周围乳腺炎或导管扩张引起，术后复发率为 22.9%（8/35），其中术后感染复发率高达 42%，因此认为术后感染为瘘复发的主要因素。另外也见于乳晕旁肿物自发破溃形成。

 ## 需要做什么检查

1. **乳腺红外线扫描**　仅可显示乳晕区有不规则中、深灰色阴影。

2. **乳腺彩超**　表现为实性病灶边缘不规则，无包膜，或囊性病灶壁厚，透声差。但需与乳腺癌、乳腺增生症等疾病鉴别。

3. **乳腺钼靶射片**　表现为腺体密度不均匀增高，其间夹杂有条状或蜂窝状、囊状透亮影，X 线片表现缺乏特异性，需结合临床特征方能提高诊断明确性。

4. **乳管造影**　导管可见不同程度的柱状、囊状或梭状扩张征象。

5. **乳头溢液检查**　导管可见到浆细胞和其他上皮细胞。

6. **细针穿刺细胞学检查**　较为方便、快捷，但仍缺乏特异性，多用来排除乳腺癌。

7. **空心针活检病理诊断**　是本病最可靠的诊断依据。

 ## 如何诊断

本病的临床表现多种多样，常以乳腺肿块、乳头溢液、乳头内陷、乳痛、乳腺脓肿、乳瘘等为主要表现。诊断本病应注意以下特点。

1. 多发生于 30—40 岁的非哺乳期女性。

2. 急性期可有红、肿、热、痛，但白细胞计数多不高，分类正常。

3. 乳腺肿块常为首发症状，多位于乳晕深部，急性期肿块较大，亚急性期及慢性期会逐渐缩小形成硬结。

4. 部分以乳头为首发症状，甚至是唯一症状，乳头溢液为淡黄色、浆液性或脓肿，血性者较少；今年国外文献报道，在有乳头溢液的患者中，有33%是因浆细胞性乳腺炎而引起。

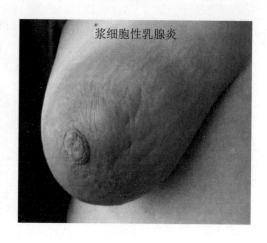
浆细胞性乳腺炎

5. 同侧腋淋巴结肿大，在早期即可出现，质地柔软，压痛明显，随病程缓解可逐渐缩小或消退。

6. 由于乳腺导管纤维增生和炎症反应，导管缩短而致乳头回缩，有的局部皮肤呈"橘皮样"变。

7. 病程后期肿块软化而成脓肿，破溃后流出的脓液常伴有粉渣样物质或类脂物质，救治不愈者可形成瘘管。

浆细胞性乳腺炎与其他乳房疾病的相同、不同

1. **乳腺癌** PCM 的急性期很像炎性乳腺癌，后者多发于年轻妇女妊娠期及哺乳期，临床见乳腺迅速增大、发热，皮肤呈红色或紫红色，没有明显肿块。转移甚广，往往不久侵及对侧乳腺，患者常于数月内死亡。慢性期与乳腺癌鉴别，本病年龄比乳腺癌提早10年，有急性期表现，肿块位于乳晕区，长轴与乳腺导管走行一致，界限不清，与皮肤粘连，有触痛。乳癌肿块多位于外上象限，界限不清，晚期与胸壁粘连；本病溢液以淡黄色居多，从多个导管挤出，乳腺癌以血性溢液居多；本病早期可有腋下淋巴结肿大，质地软，有触痛，活动，随病程的进展而消退。乳腺癌转移的腋下淋巴结质地硬，融合成块，固定。冷冻病理切片可明确诊断。

2. **导管内乳头状瘤** 以乳头溢液表现为主时与乳腺导管内乳头状瘤鉴别，后者溢液呈血性或淡黄色，一个导管口溢液，有时在乳晕部可触到樱桃大小的肿物，但无乳头凹陷畸形，乳头孔无粉渣样分泌物排出，肿块不会转化成脓肿，乳腺导管造影在导管内可见缺损阴影。乳管镜检查可见乳管内新生物或乳管堵塞。

3. **乳腺结核** 瘘管形成时与结核性乳腺瘘管鉴别，后者可见潜行边缘及苍白肉芽肿，豆渣样分泌物，脓液涂片可找到抗酸杆菌。

如何治疗

PCM 从开始认识至今近百年，但其病名尚不统一，无一不能反映其病理变化全过程的病名。其病因及发病机制仍需进一步研究，目前其治疗仍停留在经验治疗上，需要进一步规范化、系统化。在 PCM 的治疗中存在很大的问题；一般非乳腺专业的医生不认识这个病，以为像体表其他部位的小脓肿一样引流切开就好了，其实不切除内口处的病灶和整个瘘管，外口是不会愈合的，切开引流只能解决脓肿问题，是不能彻底治愈这个病的。早已形成的瘘管，瘘管的内口就在乳头下的输乳管的大导管，大导管原来的柱状上皮细胞化生成鳞状上皮（与输乳管及乳头皮肤一样），形成炎性坏死病灶。多次的切开、破溃，瘢痕累累，乳头扭曲，乳腺变形。如果病变多发，反复不彻底的手术，乳腺毁形更加严重；或者诊断为乳腺结核，最可怕的是误诊为乳腺癌做了根治术。如果初起的病灶离乳头较远，因为肿块位置深在，这种慢性炎症的肿块，会引起皮肤粘连，与乳腺癌不易鉴别。有人因为病变长期不愈，要求把乳腺整个切除（乳腺单纯切除术），所以针对 PCM 各个阶段病理改变，临床表现，治疗上采用有针对性的对策。

1. **导管扩张期** 导管扩张期如没有明显炎症反应和临床症状，患者多不就诊。当有轻微的炎症表现时，患者会以乳头乳晕区疼痛和挤压乳头有"奶酪"样物质被挤出为主诉就诊。此时的治疗对策为：轻轻挤压乳头尽量排出乳管内的"奶酪"样物质，切记用力挤压乳管，防止乳管被堵塞，并用 75% 乙醇或碘伏消毒乳头，保持乳头区清洁干燥。可口服针对革兰阳性球菌和厌氧菌的抗生素，大多可以控制症状，故一般不用采取手术治疗。对于反复发作者，可手术治疗。手术一般自乳头根部切除病变乳管及所在的整个腺叶，必须完整充分地切除病灶，特别是必须清除乳晕下大乳管内的病灶，主张行"乳晕下肿物切除术"，否则极易复发。

2. **肿块期** 在肿块表面皮肤出现红肿以前，由于存在乳头内陷，肿块与表面皮肤粘连及腋下淋巴结肿大，极易误诊为乳腺癌。钼靶 X 线摄片检查，肿块部位多无明显的密度增高影，B 超检查为低回声肿块内有小的液性暗区和散在强回声光点或斑，与乳腺癌的表现不符。细针穿刺细胞学检查，也可能误诊为查见癌细胞，因此决不能不做病理检查而按乳腺癌行乳腺切除术。该期患者，一般首先采取抗感染治疗，口服或静脉应用抗生素，控制炎症后再行手术治疗。手术一般自乳头根部切除所有输乳管及病变乳管所在的整个腺叶。由于炎性病变突破了病变乳管，造成乳头后方相邻乳管受累。因此，手术应切除乳头后方的全部输乳管。由于炎症范围较广，切除范围较大。创腔内应放置引流管做负压吸引，乳腺不缝合，用 3-0 可吸收线缝合皮下组织，再用丝线间断缝合皮肤。切除不彻底易复发，造成近乳头处的伤口破溃，形成难以愈合的慢性瘘管，往往需要再次手术切除残留的病变。

3. 脓肿期　脓肿一般在乳晕区，也可能围绕乳头形成多个脓肿或形成很大的炎性肿块。如果脓液不多，可按肿块期的治疗原则处理。如果脓液多，有波动感，应先行切开引流，待炎症控制后再行二次手术，切除病变的乳管及周围的炎性肉芽肿组织。

4. 瘘管期　乳腺导管扩张症肿块期病变切除不彻底而复发，会造成近乳头处的切口破溃，形成难以愈合的慢性瘘管。脓肿期的脓肿破溃后或切开引流后，伤口不愈合或经过换药伤口愈合后再次复发破溃，均不能避免地进入到瘘管期。如果瘘管口的周围皮肤红肿，瘘口有脓液流出时，不宜急于手术，应先行抗感染治疗。一般给予抗革兰阳性球菌的和厌氧菌的抗生素，待炎症控制后再行手术治疗。手术以瘘管口为中心，因需要切除乳头后方的所有输乳管，切口的乳头端可达乳头根部，有利于彻底切除。另一种手术方法是用泪腺探针明确瘘管由皮肤开口向乳头的走行，取放射状或乳晕切口切开皮肤至探针完全切除瘘管后，伤口或是通过肉芽组织生长而闭合，或是用含抗生素的敷料填塞，常常在切开输乳管时，有积聚的"奶酪"样或脓样液体流出，注意防止污染切口。手术中应注意彻底切除所有肉眼可见的病变组织，宁大勿小，否则术后容易复发。对于广泛的多发病变，可以采用皮下乳腺切除术。病变切除后，乳头后方的残余乳管断端用电刀烧灼破坏。用生理盐水反复冲洗创腔和切口，创腔内放置引流管另外戳孔引出固定，做负压吸引。乳腺断面彻底止血，切除范围大时可不做对合缝合，用可吸收线缝合皮下组织，再用丝线间断缝合皮肤。

患者手术后，少数患者在拆线后可能出现切口破溃，有两种可能的原因。

（1）切除彻底：只是术后皮下脂肪液化或切口感染，此类患者经过引流、换药后，切口会顺利愈合，一般不再复发。

（2）切除不彻底：此类患者给引流、换药后，切口仍长期不愈合，或愈合后不久再次发炎、破溃，反复发作，往往需要再次手术。因此，术后一旦出现伤口不愈合，需要反思手术过程，确定切口不愈合的可能原因，从而采取针对性的治疗。

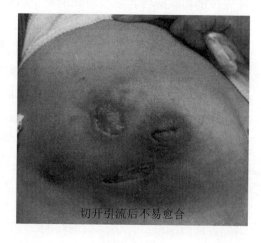

切开引流后不易愈合

第四节　几种特殊类型的乳腺炎性疾病

 乳头炎

乳头由致密结缔组织构成，被复层鳞状上皮覆盖。乳头的表面皮肤对雌激素非常敏感，当雌激素缺乏时，乳头皮肤就会萎缩变薄，分娩后体内雌激素水平骤然下降，乳头皮肤也因此变薄，容易受损，哺乳时会产生一种灼痛感，因此乳头炎多见于哺乳期妇女。

1. 为什么会得乳头炎　抵抗力降低的妊娠妇生产时体力消耗较大，因产后哺乳、照顾婴儿，休息较差，身体不易很快恢复，抵抗力较低。另外，糖尿病患者身体免疫功能减退，也是容易患病的内因；乳头破损和婴儿吸吮的机械性刺激、咬伤或局部病变引起的乳头皲裂；细菌侵入并藏于乳房皮肤表面，当乳头损伤或皲裂后，便可从乳头破损处乘虚而入，引起感染。

2. 乳头炎的表现、症状　乳头炎可为单侧，亦可为双侧。主要表现为乳头红、肿及皲裂，多为放射状小裂口，裂口可深可浅，深时可出血。裂口的干性分泌物可结成黄色痂皮，并发生干燥性疼痛，往往影响哺乳。婴儿吸吮时，剧痛难忍。患者多无发热、寒战等全身中毒症状，但极易发展为急性乳腺炎而使病情加重。

3. 如何诊断　哺乳期妇女，有婴儿咬伤史；局部症状：乳房红、肿、热、痛，严重者可见乳头皲裂，患侧腋窝淋巴结可有肿大；全身症状：寒战、高热、烦躁、乏力等；化验检查：白细胞计数升高，特别是中性粒细胞数明显增加。

4. 乳头炎该如何治疗　主要为局部治疗，重者可口服抗生素，停止直接向小儿授乳，用吸奶器将乳汁吸出喂养婴儿，也可将玻璃罩橡皮乳头放在乳头周围皮肤哺乳。如炎症轻者，可在哺乳后局部敷药，哺乳前将药擦去。乳头皲裂处可用温盐水清洗，然后涂以抗生素软膏或食用油使皲裂处软化，使疼痛减轻，易于治愈，同时应避免进食刺激性食物。

5. 乳头炎如何预防和护理　要经常用温水清洗乳头，以增强皮肤的韧性；哺乳时，应将全部乳头塞入小儿口中，以免咬破乳头，不要让小儿含着乳头睡觉；授乳后应用清水洗净乳头，并用细软布衬于乳头前的乳罩内以免擦破乳头。

真菌性乳腺炎

乳腺真菌病包括有：毛霉菌病、曲霉菌、放线菌病、芽生菌病。其临床特点常常表现为乳房内肿块、脓肿等。因较少见，很易被误诊误治。

（一）毛霉菌病

毛霉菌病（皮肤苔藓样丘疹），是很少见的霉菌病，消耗性疾病的患者易患，如糖尿病、白血病、恶性肿瘤等抵抗力差的患者。该菌可从皮肤、黏膜呼吸道、伤口侵入人体。经血液、淋巴道侵入器官。最多侵犯的是鼻窦、肺，较少侵犯乳腺。

1. 毛霉菌病的表现、症状　乳腺皮肤上出现苔藓样的丘疹病变，即皮疹呈丘疹样增生、瘙痒。患者是一些消耗性慢性病的患者，如恶性肿瘤、白血病、糖尿病等。

2. 如何诊断　毛霉菌病，组织活检可得到明确诊断。

3. 如何治疗　抗生素治疗无效。制霉菌素、两性霉素 B 治疗，可收到较好的效果。坏死严重者应手术切除。

（二）曲霉菌病

曲霉菌种类很多，有烟色曲霉菌、土色曲霉菌、黄色曲霉菌等，繁殖力强。乳房曲霉菌病为一种慢性炎症病变，多见于用免疫抑制药治疗的，抵抗力低的患者，如白血病、恶性淋巴瘤等。曲霉广泛存在于自然界，繁殖力很强，病菌多经皮肤、黏膜侵入人体。然后经血路传播到支气管、肺和乳腺，在组织内形成结节样病变。

1. 曲霉菌病的表现、症状　乳腺皮肤局部增厚，水肿，呈紫色。可触及皮下结节，不痛、不痒。患者都是一些抵抗力低下的患者，长期使用免疫抑制药治疗的患者，如恶性淋巴瘤、器官移植、白血病等患者。

2. 如何诊断　曲霉菌病结节活检可得诊断。

3. 如何治疗　同毛霉菌病。

 放线菌病

放线菌病是一种由厌氧放线菌引起的，慢性化脓性肉芽肿疾病。乳腺放线菌病不多见，由牛放线菌引起。该病菌多寄生于人体，平时寄生在牙齿中。也可寄生在扁桃体隐窝中。一般不引起疾病。但当人体抵抗力下降，或伴有细菌感染时，可引起发病。病变长向四周扩散，并深入邻近组织，形成排脓窦道。脓液中有硫黄颗粒或小菌团，它可经血路进入组织器官。

1.放线菌病的表现、症状　皮下见有结节。早期结节较小，继之结节增大，呈暗红色硬性肿块。渐渐中央区发生破溃、流液，流脓样液体。乳腺深部受到放线菌感染后，使组织发生没有炎性细胞浸润的坏死。坏死组织内有硫黄颗粒。可经局部向四周扩散和经血路扩散到肺。晚期皮肤增厚变硬，呈木样改变，伴有许多小窦道，并不断流出含硫黄颗粒样脓液。显微镜下，病变组织除坏死外，皮肤内有脓肿和肉芽组织。早期脓肿周围有淋巴细胞、浆细胞、组织细胞、纤维细胞。后期以成纤维细胞为主。

2.如何诊断　放线菌病脓液内含硫黄小颗粒可诊断。

3.如何治疗　手术切除效果最佳。青霉素治疗有一定效果。抗真菌类药物治疗无效。

 ## 乳腺皮肤念珠菌病

乳腺皮肤念珠菌病不常见，是指由念珠菌引起的，急性或亚急性乳腺皮肤湿疹样变。

1.乳腺皮肤念珠菌病的表现、症状　乳房的皮肤褶皱部，或两乳房之间，有不同程度的瘙痒、灼热和疼痛感。患处潮红，有丘疱疹和渗液。常见于肥胖的、萎缩的、巨大的乳房下返折线处皮肤。

2.为什么会得乳腺皮肤念珠菌病　由念珠菌引起。乳房肥胖、萎缩、下垂、摩擦是诱因。

3.如何诊断　念珠菌培养阳性，即可诊断。

4.如何治疗

（1）用4%硼酸液或1∶5000高锰酸钾溶液清洗。

（2）局部涂以2%甲紫，一日2~3次。

（3）保持局部干燥可预防本病。

 ## 乳腺皮肤湿疹

乳腺皮肤湿疹是皮肤的一种非特异性过敏性炎症，多见于哺乳期妇女，在非哺乳的妇女中，应与湿疹性乳癌鉴别。

1.乳腺皮肤湿疹的表现、症状　多见于中青年哺乳妇女，在乳头、乳晕。常见于双侧乳房。特别是乳房下部奇痒，伴有粟粒样密集丘疹，糜烂、易渗出。常常反复发生而成慢性。转为亚急性或慢性后，皮肤损伤则经久不愈。按皮肤湿疹治疗，很快消退。哺乳、衣服摩擦时疼痛加重。并有奇痒和烧灼感，晚间更为明显。断奶后，湿疹可自愈。

2．什么人容易得乳腺皮肤湿疹　一般认为与过敏体质有关。由于遗传因素，使得一些人对某种物质具有很高的敏感性，当与这些物质接触时，即可引起皮肤湿疹。过敏物既可来自体内，也可来自体外，如食物、药物、日用化妆品、衣服、某些粉尘，甚至乳汁。

3．乳腺皮肤湿疹和什么病相似　主要与湿疹性乳癌（Paget 病）鉴别。

（1）Paget 病多见于老年妇女，见于单侧乳头、乳晕部，皮肤变厚，易出血，但无奇痒。病变皮肤与正常皮肤界线清楚。按皮肤湿疹病治疗无效。

（2）乳腺皮肤湿疹，有奇痒，皮肤质软，按湿疹治疗，很快见效。

（3）局部皮肤损伤细胞学检查，或活体病理学检查，可明确诊断。

4．如何治疗　除去致敏原，保护病变皮肤，减少刺激。

（1）除去致敏原，避免局部刺激，如热水烫洗、抓挠。

（2）急性渗出期，可用 4% 硼酸溶液湿敷，或外涂炉甘石洗剂。慢性者，局部可用氟轻松、丙酸氯倍他索软膏（恩肤霜）、丁酸氢化可的松软膏（尤卓尔）等软膏涂搽患处。

（3）口服一些抗组胺类药，如氯苯那敏 4 ～ 8 毫克，每天 3 次。阿斯咪唑 10 毫克，每天 1 次。同时可加服维生素 A、维生素 B、维生素 C 等。

乳头乳晕过度角化病

乳头乳晕过度角化病极少见，多见于发育期、妊娠期的妇女。发生原因不明。

1．乳头、乳晕过度角化病什么样　双侧乳头、乳晕皮肤呈棕黑色，表面伴粗糙不平，有过度角化和乳头瘤样增生。局部干燥，不痛、不痒。

2．如何治疗　可使用维生素 A 软膏，外用。

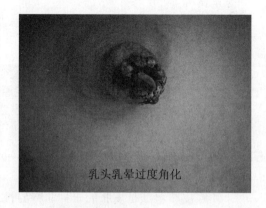

乳头乳晕过度角化

乳腺皮下闭塞性静脉炎

乳腺闭塞性静脉炎，亦称皮下浅表性静脉炎，并不少见，为一种无菌性炎症所致的浅表静脉闭塞。发生在四肢称为 Mondor 病。

1. **乳房闭塞性静脉炎的表现、症状** 多见 30—50 岁的妇女，20 岁以下少见。通常见于一侧乳腺皮下，罕见有双侧发病的患者，并也常见于上臂腋侧、腋下皮下和上腹壁皮下。患者感局部疼痛，尤其在挺胸、咳嗽时疼痛明显。弯腰、放松腹壁肌肉时，疼痛可减轻。局部有触摸痛。

2. **发病原因** 确切的发生原因不清楚，推测与慢性炎症有关。多数患者有乳房部手术史或腋下慢性炎症，引起局部静脉和血管闭塞。

3. **鉴别诊断** 乳腺皮下闭塞性静脉炎或皮下浅表静脉炎。

4. **如何治疗**

（1）观察：本病都可在 3 个月内自行消退，一般不必治疗。

（2）外用：效果不佳。

（3）肝素液皮内注射：效果良好，通常注射一次即有效。

方法如下：用手先摸清皮下索条；用圆珠笔沿索条划一蓝线作为标志；然后用碘酊消毒皮肤；取肝素注射液 1 支（2 毫升，12 500U），用 1 毫升皮试注射器吸取肝素液 0.5 毫升（便于注射）；先在索条两端皮内各注射 1 个直径为 1 厘米的皮丘；然后沿条索（按圆珠笔标志线）每隔 1 厘米注射 1 个 1 厘米大小的皮丘。2 个皮丘间的间距不要超过 0.5 厘米。否则效果欠佳，将整条标志线注满。

肝素注射液一般 1 次用量为 2~4 毫升，最多不超过 4 毫升（2 支）。如果索条过长，可以分次分段注射。注射完毕后，再用乙醇消毒皮肤一次，针眼处盖上无菌纱布，外加包扎。每个注射针眼，都会有一点渗血，无须特殊处理。

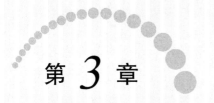

第 3 章

乳腺增生病

乳腺增生是一种妇科常见的疾病。好发于25—45岁的中年妇女，因为这段时间是女性性功能最旺盛的时期。表现为乳房的不同部位单发或多发地生长一些肿块，质地柔软，边界不清，可活动，常伴有不同程度的疼痛。尤其在月经前、劳累后或是生气（中医称气郁）等情绪波动时，肿块增大，疼痛加重，而在月经后肿块明显缩小，疼痛减轻。疼痛一般是胀痛，很少有刺痛感。应该提醒的是，乳腺增生有转变为乳腺癌的可能，所以如果患乳腺有增生时间较长者则应去医院检查，以便及时诊断和治疗。

病因

1. 长期的饮食结构不合理、生活习惯不好、心理压力过大等造成体质酸化，人体的功能下降，进而引起身体代谢循环变慢，大量物质沉积在体内无法排出，造成气血不畅，内分泌激素失调、月经失调等现象因此而引起乳腺疾病即乳腺增生。

2. 精神过于紧张、情绪过于激动等不良精神因素，都可能使本来应该复原的乳腺增生组织得不到复原或复原不全，久而久之，便形成乳腺增生，而且这些不良的精神刺激还会加重已有的乳腺增生症状。

3. 有过多次人工流产史的妇女易发乳腺增生。

4. 雌激素绝对或相对增高，孕激素绝对或相对降低所造成的乳腺结构紊乱。

5. 长期服用含雌激素的保健品、避孕药，也可能引发乳腺增生。

临床表现

乳房疼痛和肿块为本病主要的临床表现。

1. **乳房胀痛** 即月经来潮前 3～4 天开始出现乳腺间歇性胀痛，经后锐减，呈周期性。疼痛可为弥漫性钝痛或为局限性刺痛。一般仅累及一侧乳房，也可同时累及两侧，而以一侧为重。疼痛大多仅限于乳房的某一部分，约 50% 位于外上部，20% 位于中上部，痛处有压痛。疼痛有时很剧烈，并放射到肩胛部、腋部，随情绪波动，或劳累、阴雨天气等而加重。患者大多数月经期短，且量稀少，情绪稳定或心情舒畅时，症状可减轻，随喜怒而消长。疼痛发作时对外界刺激很敏感，如衣服摩擦，走路稍快或上肢活动稍猛，均可加重乳腺疼痛。

2. **乳内肿块** 常双侧乳腺对称发生，可分散于整个乳腺内，亦可局限于乳腺的一部分，尤以双乳外上象限多见。触诊呈结节状，大小不一，质地不硬和周围组织界限不清，可推动。肿块大小随月经变化，经前变大、变硬，经后缩小、变软。部分患者伴有乳头溢液。

3. **乳头溢液**　少数患者可出现乳头溢液，为自发溢液，草黄色或棕色浆液性溢液。

4. **情志改变**　患者常感情志不畅或心烦易怒，每遇生气、精神紧张或劳累后加重。

5. **月经失调**　本病患者可兼见月经前后不定期，量少或色淡，可伴痛经。

6. **疾病的自限性和重复性**　该病可不治自愈。尤其结婚后妊娠及哺乳时症状自行消失，但时有反复；绝经后能自愈。

 ## 分期

按严重程度对乳腺增生做了如下分期。

1. **乳腺小叶增生（Ⅰ期乳腺增生）**　是乳腺的初期增生，多发生在25—35岁，症状表现较轻，属于乳腺增生Ⅰ期。

2. **乳腺腺病（乳腺导管扩张症，Ⅱ期乳腺增生）**　是乳腺初期增生的进一步发展，从小叶增生发展到乳腺导管扩张，称为乳腺腺病，多发于30—45岁，症状表现严重，属于乳腺增生Ⅱ期。容易引起重视，往往治愈比较困难，久治不愈造成精神压抑，导致症状加重。严重导致内分泌紊乱，如月经不调、失眠多梦、肤色晦黯等系列反应。

3. **囊性增生（乳腺导管扩张合并上皮细胞增生症，Ⅲ期乳腺增生）**　是乳腺Ⅱ期增生的进一步发展，多发生在40—55岁，症状表现非常严重，Ⅲ期增生的恶变率在70%以上，需积极治疗和定期检查，Ⅲ期乳腺增生往往会给患者带来精神压抑及恐惧心理。

4. **乳腺囊肿病（Ⅳ期乳腺增生）**　乳腺导管细胞及上皮细胞大量堆积死亡，形成囊肿性肿块，癌变率90%以上。

5. **乳腺癌（Ⅴ期乳腺增生）**　多由囊性增生和囊肿进一步发展而来，乳腺癌的早期治疗首选手术，保乳与否应根据具体情况。Ⅰ期和Ⅱ期乳腺增生发展成乳腺癌的概率为1%～3%，乳腺增生都必须及时治疗，不能任其发展。

 ## 诊断

本病特点：①乳房胀痛及乳内肿块具有周期性，即经前加剧，经后锐减。②疾病的自限性和重复性，往往在发病几年或更长时间后，症状好转或消失，但有时反复。③患者为育龄期妇女。根据以上几点，常能得出诊断。

对于乳腺增生，患者可以自我检查，也可以去医院检查。女性最好能够定期采取以下方式检查乳房，防止耽误病情。

根据病史、体格检查、B超、钼靶等辅助检查结果，乳腺增生症多能得到确诊。

（一）自我检查

1. 一看　女性站在镜子前，双手自然下垂，观察镜子中的两侧乳房是否对称，大小是否一致，两侧乳房是否明显不一样。

2. 二触　用左手检查右侧乳房，轻压乳房，按压时，手掌平伸，中间的三根手指并拢围绕乳头顺时针按压检查。不能用手抓挠乳房，如果发现乳房中有肿块或者乳房有溢液，尽快前往医院进行诊治，以免贻误病情。

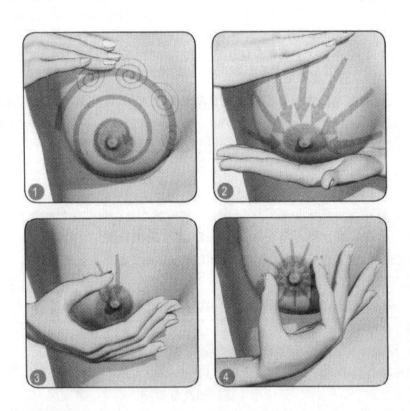

（二）医院检查

医院检查一般有：B超检查、乳腺X线检查、乳腺磁共振成像检查。

1. B超检查　B超检查具有安全、便捷、经济的特点，随着科技的发展。B超的分辨率大大提升，能够快速准确发现微小的病灶，能够有效检查出乳房的异常情况。

2. 乳腺X线检查　乳腺X线能够比较容易发现早期的和微小的变化。但是青春期和哺乳期的女性的乳腺对 X 线比较敏感，所以经常照射的话，可能会导致乳腺癌变。30 岁之后可以每年进行一次 X 线检查，30 岁以前，2 年检查一次比较合适。

3．乳腺磁共振检查　价格高、时间长、特异性中等等因素造成了乳腺磁共振检查尚未普及。虽然，乳腺磁共振检查敏感性相对较高，但是与上述两种检查方式相比，还是有自身的局限性。

 ## 治疗

（一）西医

由于对乳腺增生发生的机制和病因尚无确切了解，治疗上基本为对症治疗。部分患者发病后数月至 1～2 年后常可自行缓解，多不需治疗。症状较明显，病变范围较广泛的患者，可以乳罩托起乳房；口服中药小金丹或逍遥散，或 5% 碘化钾均可缓解症状。使用类似的药物产品较多，如乳块消、乳癖消、天冬素片、平消片、囊癖灵、三苯氧胺等，治疗效果不一。

此外，尚有激素疗法，有人采用雄激素治疗本病，借以抑制雌激素效应，软化结节，减轻症状；但这种治疗有可能加剧人体激素间失衡，不宜常规应用。仅在症状严重，影响正常工作和生活时，才考虑采用。

1．药物治疗

（1）碘制剂治疗

①作用原理：碘剂作用于垂体前叶，可使其产生黄体素，降低体内雌激素水平，缓解其对乳腺的刺激作用，恢复卵巢正常功能，减缓乳腺增生，改善患者乳痛症状。

②用法：5% 碘化钾 10 毫升，3 次 / 天，口服。

③注意事项：此治疗时间不宜太长，以免造成体内激素紊乱，还可影响甲状腺功能。

（2）达那唑

①作用原理：又名炔睾醇，为 17d-乙炔睾醇的衍生物，可作用于丘脑下部、垂体及卵巢，抑制卵巢功能，减少促卵激素（FSH）和促黄体素（LH）的分泌，并能降低血清泌乳素（PRL）水平。

②用法：每次 200～300 毫克，口服，2～3 次 / 天。1 个月后减量为每天 100 毫克，治疗 2 个月有效者，可继续减量为隔天 100 毫克或仅在黄体期内用药。

③注意事项：不良反应有体重增加、痤疮、多毛和月经失调等。

（3）他莫昔芬（三苯氧胺）

①作用原理：为合成雌激素受体拮抗药，竞争性地与雌激素受体结合，阻断过高含量的雌激素对乳腺增生作用。

②用法：可按周期给药，在月经后 2～5 天开始口服他莫昔芬，每次 10 毫克，2 次／天。共用药 15～20 天。

侯孝云等采用小剂量他莫昔芬治疗乳腺增生症，月经后第 4 天至行经前 1 天，每天 10 毫克，1 次口服，连续服用 4 个月为 1 个疗程。结果总有效率为 97.8%。

③注意事项：他莫昔芬的不良反应是月经紊乱、白带异常，并可能提高发生子宫内膜癌的危险性。且疗程结束后部分患者乳腺疼痛和结节复发。因此对适应证的选择、剂量和疗程，应进一步研究。

（4）溴隐亭

①作用原理：溴隐亭是一种血清泌乳素的抑制药，它是多巴胺受体的长效激活剂，通过它作用于垂体泌乳细胞多巴胺受体，释放多巴胺来抑制泌乳细胞合成及释放泌乳素。

②用法：采用周期给药，即月经来潮的第 11～13 天，每天服溴隐亭 1.25 毫克，自第 14 天至下次月经来潮时，服 1.25 毫克，2 次／天。用药时间一般不超过 6 个月。

③注意事项：本药的不良反应有恶心、头晕等症状，还有降低血压的作用，应引起注意。

（5）己烯雌酚

①作用原理：己烯雌酚是雌激素的一种，主要用于雌激素低下症及激素平衡失调引起的功能性出血、闭经等。

②用法：第 1 个月经间期，每周口服 2 次，每次 1 毫克，连服 3 周；第 2 个月经间期，每周给药 1 次，每次 1 毫克；第 3 个月经间期仅给药 1 次，1 毫克。

③注意事项：这个药必须有严格的适应证，没有正规医院医生的处分不能随便服用，也不能随便停药。

（6）黄体酮

①作用原理：黄体酮又名孕酮，为孕激素。用来人工调整月经周期具有一定作用。黄体酮有口服和注射两种剂型。

②用法：月经前两周，每周 2 次，每次 5 毫克，总量 20～40 毫克。

③注意事项：黄体酮属于处方药，需在医生指导下使用。另外，其具有一定的不良反应，要慎用黄体酮。

（7）睾酮

①作用原理：女性体内睾酮，50% 由外周雄烯二酮转化而来，肾上腺皮质分泌的约 25%，仅 25% 来自卵巢。主要功能是促进阴蒂、阴唇和阴阜的发育。对

雌激素有拮抗作用，对全身代谢有一定影响。

②用法：月经后 10 天开始用药，每天 5 ~ 15 毫克。

③注意事项：月经来潮时停药，每个月经周期不得超过 100 毫克。

（二）中医

从中医上来说，内分泌失调是阴虚的表现，是由气血瘀滞所造成。瘀血滞留体内、脉络受阻、外毒入侵人体、产后恶露不下等都可能会引致气血瘀滞。因此，治疗本病，要从调节内分泌入手，令气血通畅，使精血滋养全身，促进血液循环，由内而外的全面调理。根据中医的辨证施治原则，对功能亢进者应多注意养阴治疗，而对于功能减退者往往表现有气血两虚、肾虚等，一般是给予补血益气、补肾等治疗，使情况得以改善。

此病发病原因多与脏腑功能失调、气血失和有关，病变脏腑责之肝脾，尤其是脾土虚弱之人或过食辛辣肥甘厚味，损伤脾土，而致脾土运化功能失常，聚湿为痰或天生性格内向，情绪压抑，好生闷气或性情急躁、动则易怒或因七情所伤，忧思过度，而致肝失疏泄，郁而成痰等，均可导致痰湿结聚，气血凝滞而形成肿块

1. **疏肝理气，调畅气机** 乳头乳房及肝经循行之处，女子以肝为先天，肝藏血、主疏泄、体阴而用阳，易于抑郁。乳癖者，每多有性情抑郁，忧思多虑或心烦急躁易怒，胸闷嗳气，而乳房疼痛与肿块大小变化，亦多与情绪变化有关。肝郁气滞在乳癖发病学上有重要影响。七情不畅，肝失条达，肝郁气滞结于肠子络则疼痛结块，故疏肝理气，调畅气机为治疗乳癖的主要原则。

2. **活血化瘀，疏通乳络** 乳房疼痛及肿块为主症，二者均为血瘀证特征性表现。忧思恼怒，抑郁寡欢，必致肝气不畅，气机阻滞，久则由气及内，使血行不畅，经隧不利，下不能充胞宫，上不能溢乳房，乳络闭阻，气滞血瘀，凝结成块，不通则痛。经前冲任血液充盈，乳房肿痛加重，月经后气血得到疏泄，肿痛亦随之减轻。可见乳癖者出现血瘀证势所必然，治疗中必须重视活血化瘀，疏通乳络作用。

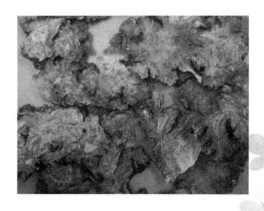

3. **化痰软坚，消肿散结** 思虑伤脾或肝郁气滞，横逆脾土，均可致脾失健运，痰湿内生，肾气不足，冲任失养。不能温煦脾阳，则精液不得运化，聚湿

成痰，肝郁日久，化热化火，灼津为痰，痰、气、瘀互结而成乳癖。因此，痰凝在乳癖发病学上有一定影响，化痰软坚，消肿散结可促使肿痛消散于无形。

民间有以下几种治疗方法（下面资料仅供参考，详细需要咨询医生）。

1.敷脐疗法

（1）处方：蒲公英、木香、当归、白芷、栀子、薄荷各 30 克，紫花地丁、瓜蒌、黄芪、郁金各 18 克，麝香 4 克。

（2）用法：药研细末，用酒精清洗肚脐部后擦干，填塞药粉 0.5 克，用棉花轻柔按压，胶布固定，3 天换药 1 次，8 次为 1 疗程。敷脐 3 个疗程，有效率达 99.3%

（3）禁忌：月经过多及功能性出血者忌用。

2.内外兼治法

（1）内服：中成药逍遥丸：每服 6 克，日 3 次，温开水下。

（2）外敷

①处方：鸡血藤、丝瓜络、桑寄生、泽兰、红花、香附、川芎、连翘、瓜蒌、大黄、芒硝各 30 克。

②用法：药用两个布袋分装，置锅中蒸热后洒酒少许，热敷患侧乳房 30 分钟，日 2 次，1 剂药用 10 次，10 天为 1 疗程。

③疗效：内外用药 1～2 疗程，治愈率达 95.6%

3.按摩疗法

（1）足底部反射区

①部位：头部（大脑）、脑垂体、小脑及脑干、颈项、斜方肌、肺及支气管、甲状旁腺、肝、胆囊、心、脾、肾上腺、肾、输尿管、膀胱、生殖腺。

②手法：拇指指端点法、示指指间关节点法、拇指关节刮法、钳法、按法、示指关节刮法、拇指推法、擦法、拳面叩击法等。

（2）足内侧反射区

①部位：颈椎、胸椎、腰椎、骶骨、尿道及阴道、子宫。

②手法：示指外侧缘刮法、按法、拇指推法、叩击法等。

（3）足外侧反射区

①部位：肩胛骨、生殖腺。

②手法：示指外侧缘刮法、按法、拇指推法、叩击法等。

（4）足背部反射区：

①部位：上身淋巴结、下身淋巴结、肋骨、膈、胸（乳房）、胸部淋巴腺（胸腺）。

②手法：拇指指端点法、示指指间关节点法、分法、示指推法、拇指推法等。

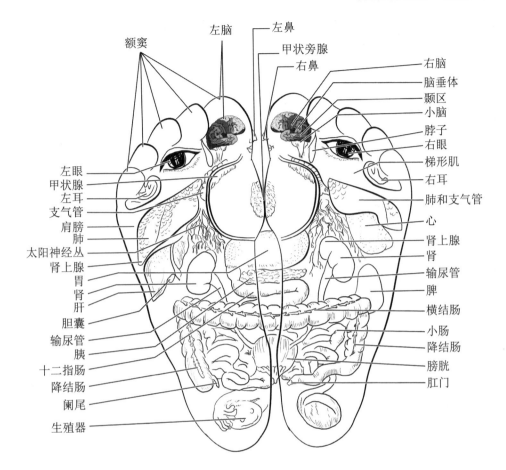

额窦
左脑
左鼻
甲状旁腺
右鼻
右脑
脑垂体
颞区
小脑
脖子
右眼
梯形肌
右耳
肺和支气管
心
肾上腺
肾
输尿管
脾
横结肠
小肠
降结肠
膀胱
肛门

左眼
甲状腺
左耳
支气管
肩膀
肺
太阳神经丛
肾上腺
胃
肾
肝
胆囊
输尿管
胰
十二指肠
降结肠
阑尾
生殖器

（三）手术治疗

为局部病变者最好的治疗方法，即只要将局部大块病灶切除，多能收到一定的治疗效果。如果已有明显的癌变趋势，或经活检确诊为癌前病变，应行单纯乳房切除术，以策安全。除此以外，当患者出现溢乳时，还要注意与高催乳素血症或闭经溢乳综合征区别开来，以防误诊。

注意事项

预防乳腺增生及其恶化的秘诀十分简单，就是常吃碱性食物以防止酸性废物的累积，因为酸化的体液环境，是正常细胞癌变的肥沃土壤，调整体液酸碱平衡，是预防癌症的有效途径。

（1）养成良好的生活习惯，戒烟限酒。戒烟，世界卫生组织预言，如果人们都不再吸烟，5年之后，世界上的癌症患者将减少1/3；其次，不酗酒，烟和酒是

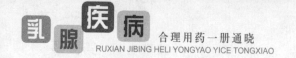

极酸的酸性物质，长期吸烟喝酒的人，极易导致酸性体质。

（2）不要过多地吃咸而辣的食物，不吃过热、过冷、过期及变质的食物；年老体弱或有某种疾病遗传基因者酌情吃一些防癌食品和含碱量高的碱性食品，保持良好的精神状态。

（3）有良好的心态应对压力，劳逸结合，不要过度疲劳。可见压力是重要的癌症诱因，中医认为压力导致过劳体虚从而引起免疫功能下降、内分泌失调，体内代谢紊乱，导致体内酸性物质的沉积；压力也可导致精神紧张引起气滞血瘀、毒火内陷等。

（4）加强体育锻炼，增强体质，多在阳光下运动，多出汗可将体内酸性物质随汗液排出体外，避免形成酸性体质。

（5）生活要规律，生活习惯不规律的人，如彻夜唱卡拉 OK、打麻将、夜不归宿等生活无规律，都会加重体质酸化，容易患癌症。应当养成良好的生活习惯，从而保持弱碱性体质，使各种癌症疾病远离自己。

（6）不要食用被污染的食物，如被污染的水、农作物、家禽、鱼、蛋及发霉的食品等，要吃一些绿色有机食品，要防止病从口入。

（7）可多饮用含部分矿物质的碱性矿泉水。

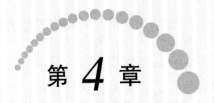

第 *4* 章

乳腺良性肿瘤

乳腺良性肿瘤多发于青年妇女，大多为无痛性肿物，多在无意中发现。初期较小，但生长较快，呈圆形或卵圆形，边界清晰，多较隆突，扁平者较少，表面不甚光滑，细触之为小结节状，有些呈明显分叶状，中度硬，多无压痛，可自由推动。主要可以分为乳腺纤维腺瘤、乳腺导管内乳头状瘤、乳腺脂肪瘤、乳腺平滑肌瘤、乳腺错构瘤、乳腺神经纤维瘤和乳腺血管瘤等。在此处以常见的乳腺纤维腺瘤做以下陈述。

乳腺良性肿瘤要做哪些检查？

1. **热象图检查**　利用红外热像仪诊断乳房疾病，是一种无损伤的检查方法。

2. **B超检查**　同样为无创伤性检查，对各期乳腺癌正确诊断率高于热象图。

3. **钼靶X线摄片**　对乳腺癌的诊断符合率较高，是一种简单、安全、可靠的无创伤性检查，可作为无症状患者的筛选检查或体检发现异常情况通过它予以确诊。

4. **乳腺导管X造影**　乳头溢液病例通过本法可清楚地显示扩张的乳管、病变性质、范围，有较大诊断价值。

5. **细针穿刺细胞学检查**　通过本法诊断乳腺肿块，明确乳腺肿块病理性质具有80%～95%的准确性，假阳性率低，是一较可靠的检查方法，已被广泛应用。

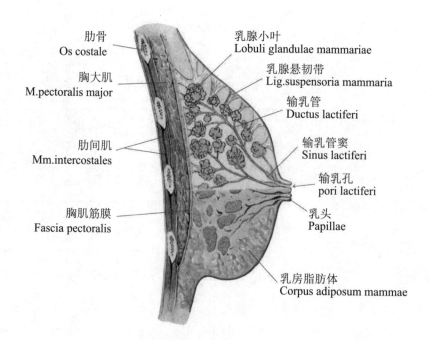

第一节　乳腺纤维瘤

乳腺纤维瘤是青年妇女最多见的良性肿瘤，大多为无痛性肿物，多在无意中发现。初期较小，但生长较快，达3厘米时生长缓慢或停止生长；乳腺纤维腺瘤的好发部位，以外上象限为多，且多数（约75%）为单发，少数为多发性的。特征是无痛性孤立肿块，病史叙述中多在无意中偶然发现；肿块呈圆形或椭圆形，直径多为1～5厘米，偶

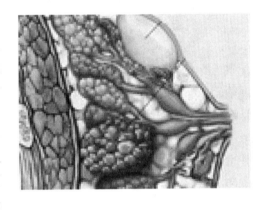

有巨型纤维腺瘤，直径可超过10厘米；月经周期对肿瘤大小无影响，亦无异常乳头溢液。生长速度比较缓慢。扪诊：肿块表面光滑、边界清楚、质地坚韧、与皮肤和周围组织无粘连，易被推动，腋窝淋巴结不肿大。乳腺纤维瘤手术切除效果良好，但乳腺纤维瘤可反复发生，一次手术切除后，可以使乳腺其他部位再发生。如连续不断新生乳腺纤维瘤，则手术难以为继，而患者也常拒绝手术治疗。

 什么是乳腺纤维腺瘤

乳腺纤维腺瘤是一种常见的乳房良性肿瘤，好发于20—25岁的青年女性。呈圆形或卵圆形，边界清晰，多较隆突，扁平者较少，表面光滑，细触之为小结节状，有些呈明显分叶状，中度硬，多无压痛，可自由推动。在乳房疾病中，发病率仅次于乳腺囊性增生病和乳癌，占第三位；在乳房良性肿瘤中，包括纤维瘤和纤维腺瘤约占3/4。

病因

乳腺纤维腺瘤可以分为3类：①普通型纤维腺瘤：此型最多见，瘤体小，一般小于3厘米，生长较为缓慢。②青春型纤维腺瘤又称幼年性纤维腺瘤：较少见，月经初潮前后发生者较多，也可见于青年女性，肿瘤生长速度快，瘤体大多在5厘米以上，甚至20厘米以上导致乳房外观改变，但肿瘤的界限仍然很清楚。病理学上有一定的特征。③巨纤维腺瘤：中年妇女多见，可见于妊娠、哺乳、绝经前后妇女，肿瘤生长速度快，短时间内可达到5厘米以上甚至达10厘米或更大，因其细胞数量较多，又称为多细胞性纤维腺瘤。

乳腺纤维腺瘤的发病原因可能与体内内分泌激素紊乱有关，总体来说有两种机制。①雌孕激素分泌失衡：雌激素水平相对或绝对升高，雌激素的过度刺激可导致乳腺导管上皮和间质成分异常增生，形成肿瘤。②局部乳腺组织对雌激素过度敏感：乳腺不同部位的腺体组织对雌激素敏感性不一，敏感性较高的乳腺组织易发生纤维腺瘤。不同妇女乳腺组织对雌激素刺激的敏感性不同，易感女性得病概率大大增加。饮食及身体因素如高脂肪高热量饮食、肥胖、肝功能障碍等，精神抑郁或脾气暴躁等都通过上述2个机制增加乳腺纤维腺瘤的发病机会。③遗传倾向，20%～30%的乳腺纤维腺瘤患者存在基因异常。

临床表现

乳腺纤维腺瘤多见于青年女性。患者常在无意中发现自己乳房内有无痛性肿块，可以单侧或双侧发生，一侧乳房可以有单个或多个肿块，不痛或仅有轻微的胀痛、钝痛，这种疼痛和肿块大小与月经周期无关。普通型的纤维腺瘤一般生长较缓慢，大多数长到一定大小后会停止生长，直径一般不超过3厘米。肿瘤外形多为圆形或椭圆形，结节状，质地韧实，表面光滑，大多数边界清楚，活动度良好，触诊有滑动感，也有少数肿瘤与周围组织分界不很清楚，活动受限。切除后的大体标本上常伴有包膜。乳腺纤维腺瘤一般与皮肤和深部组织不粘连。在妊娠、哺乳期，随着体内激素水平的变化，肿瘤可出现导管增殖和形成腺泡，导致瘤体迅速增大，甚至有乳汁产生。在绝经后乳腺纤维腺瘤可与周围腺体一样退化萎缩。

检查

1.B超　B超检查能显示乳腺各层次软组织结构及肿块的形态、大小和回声状况。纤维腺瘤多表现为圆形或椭圆形低回声区，边界清晰整齐，内部回声分布均匀，呈弱光点，后壁线完整，有侧方声影。肿瘤后方回声增强，如有钙化时，钙化点后方可出现声影。

2.乳腺X线片（俗称钼靶） 乳腺内脂肪较丰富者，纤维腺瘤表现为边缘光整、锐利的类圆形阴影，密度均匀，有的在瘤体周围见一层薄的透亮晕。少数肿瘤发生钙化，可为片状或轮廓不规则的粗颗粒钙化灶，与乳腺癌的细砂粒样钙化完全不同。致密型乳腺者，由于肿瘤与乳腺组织密度相似，在X线片上显示不清。因此，对于年轻女性，由于乳腺腺体结构相对致密，如无特殊必要，可不行钼靶检查。

3.磁共振检查 磁共振检查不能替代乳腺X线片和乳腺及相应淋巴引流区域的超声检查，费用也较高，但能检出X线片和B超不能查出的病变，同时能进行立体测量，功能诊断，大大提高了诊断准确率。

4.穿刺活检 当临床包括影像学检查不能明确诊断时，可考虑穿刺活检。常用的有细针穿刺细胞学检查和空芯针穿刺组织学检查，细针穿刺细胞学检查的创伤小，诊断符合率也可达90%以上。空芯针穿刺组织学检查准确性更高。真空辅助乳腺活检系统可以对体积较小肿瘤进行微创切除活检，兼顾了诊断和治疗的作用。

 诊断

结合病史及临床表现和相关实验室检查可进行诊断。

 治疗

1.手术治疗 对明确诊断的普通型纤维腺瘤可不行手术治疗，但需要严密观察，定期复查。提高乳腺纤维腺瘤诊断准确性是减少手术率的关键。

手术是乳腺纤维腺瘤最有效的治疗手段，无论是普通型纤维腺瘤还是幼年型、巨纤维腺瘤等特殊型纤维腺瘤，只要完整切除都可使其治愈。单发性乳腺纤维腺瘤的手术治疗容易，但多发性乳腺纤维腺瘤手术治疗就困难些。对于散在分布的多发性乳腺纤维腺瘤，如果全部切除，乳腺上满布切口，显然是难以接受的。可考虑选择较大的肿瘤或者有怀疑恶变的肿块予以切除，而对那些典型纤维腺瘤肿块予以观察，在观察过程中，如发现肿块增大或不能除外恶性肿瘤，可及时再行手术治疗。

部分患者完整切除后仍在原手术部位或乳腺其他部位甚至对侧乳腺再出现新

的肿瘤，这并不是原来肿瘤的真正复发，而是第二原发肿瘤的缘故。所谓"切除了乳腺纤维腺瘤会导致另外肿瘤的发生"的说法是没有任何依据的。

（1）手术时机：①对未婚女性，诊断基本明确者可在严密随访下，根据患者的意愿考虑婚前或婚后择期手术切除；②对婚后拟妊娠生育的患者，多建议在计划怀孕前手术切除有助于避免妊娠哺乳期手术，因怀孕和哺乳均可使肿瘤生长加快；③怀孕后发现肿瘤者，宜在孕 4 ～ 6 个月间行手术切除；④对于无妊娠、哺乳、外伤等促使肿瘤生长的情况时，肿瘤短期内突然生长加快，应及时手术；⑤手术时间最好避开月经前期及月经期。

（2）手术方式

①传统手术切除：根据美学和手术完整切除的便利性选择手术皮肤切口，沿乳晕边缘的弧形切口愈合后瘢痕小且在视觉上不那么明显，多发者可考虑行乳腺下缘折褶处切口。手术时要贯彻分层切开的原则，皮肤及皮下层可顺皮纹方向，而乳腺腺体层需行以乳头为中心的放射状切开以减少乳腺导管的损伤。手术要完整切除整个肿瘤。传统手术的缺点是会留下皮肤切口瘢痕，影响乳房美观。对于肿瘤大切除范围较大影响乳房美容效果者，可以酌情考虑合并行乳房成形重建术。

②微创手术切除：一般选择乳腺纤维腺瘤诊断明确者，是在腋下或乳晕等隐蔽的地方戳孔（约 3 毫米），在超声或钼靶引导下应用麦默通或埃可乳腺肿瘤真空辅助旋切系统将肿物旋切出来，一次进针多次切割，痛苦小，术后只留下一个3 毫米左右的孔痕，恢复快，切口不需缝合所以不用拆线。可以通过一个切口一次性同时切除多个肿瘤，临床摸不到的微小肿瘤特别适合采用这种手术。缺点是费用较高，易出现局部出血、皮下瘀斑，有时不能保证完全切除。

因为存在临床误诊漏诊的可能性，所以手术切除的标本应常规行病理检查。根据病理检查的结果给予相应处理。对于传统手术切除的标本也可以先行术中冷冻快速切片病理检查。

乳腺纤维腺瘤术后，乳房其他部位依然有相似概率再生长纤维腺瘤，因此术后依然要重视定期体检和影像学检查。

2．**药物治疗** 一般不能使已有的乳腺纤维腺瘤消失，但可以抑制肿瘤的生长及新发肿瘤的产生。可考虑中医药治疗，中医治则是疏肝解郁，化痰散结。可用于小的基本确诊的患者或多发性乳腺纤维腺瘤患者选择性切除术后。一般不建议内分泌药物治疗。如果行内分泌治疗，可试用雄激素治疗，月经停止后 1 周开始口服睾丸素，至下次月经开始前结束，每日小剂量，总量不超过 100 毫克为宜。治疗期间，以不使月经周期紊乱为度。

预防

预防乳腺肿瘤要做到以下几点：①饮食要有规律，少吃油炸、油腻的食物及反季节蔬果、快速催熟的禽畜。②控制饮食、保持适量的运动以避免肥胖。③慎用含雌激素类的保健品、美容化妆品、丰乳产品，少用一次性塑料制品。④保持良好的心态和健康的生活节奏。⑤少穿束胸或紧身衣，选用型号合适、柔软、透气、吸水性强的棉制乳罩，睡眠时可去除乳罩。⑥适度规律的性生活能促进乳房的血液循环，有利于女性乳房的健康。⑦进入青春期后，建议女性朋友坚持每月正确的乳房自查。⑧建议30岁以上的女性每年到乳腺专科进行一次体检，40岁以上的女性每半年请专科医生体检一次，有必要时可定期做乳腺B超和X线片检查。未绝经的女性朋友在月经干净后3～4天检查效果最佳。⑨正确对待乳腺疾病，发现乳房有肿块等问题时，应及时就诊，以利于早期诊断、早期治疗。

第二节　乳腺脂肪瘤

乳腺脂肪瘤（breastlipoma）是发生于乳房中的良性肿瘤，较常见。它是脂肪组织呈瘤样生长被结缔组织薄膜包裹而形成。多见于40—60岁的女性，多发生于较肥胖的女性患者，主要表现为单个，圆形或分叶状柔软的肿块，边界清晰，生长缓慢，极少发生恶变。一般它不会和乳腺癌发生混淆。肉眼观呈黄色，质软，但较正常脂肪组织质地稍硬，有透明薄膜包裹。显微镜下见成熟的脂肪细胞，细胞的大小形态较一致，细胞排列紧密，可见纤维组织伸入脂肪细胞内，构成分叶状结构。治疗以手术

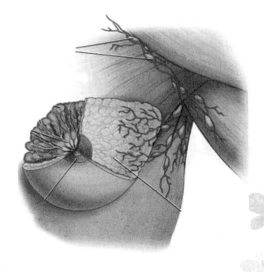

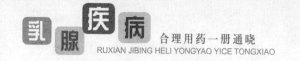
切除为主。但手术应彻底，若有残留，必将造成复发。切除组织应送病理检查，以免合并其他肿瘤而漏诊。

 临床诊断

1. 临床表现

（1）绝经后妇女多见，多单个发生，较易发生在脂肪丰富的大乳房。

（2）肿块质软，直径一般为 3～5 厘米，较松散，表面光滑，活动度尚可，边界清楚，常呈分叶状，自觉无痛，也无触痛，生长很缓慢，甚至许多自发现后数年无变化。

（3）乳腺脂肪瘤有时根本就无临床表现，而是在做例行乳腺 X 线摄影检查中无意被发现的。

2. 相关检查

发生在乳腺组织内部的乳腺脂肪瘤，在乳腺 X 线摄影图像中，往往呈透明椭圆形或伴分叶状的病灶，它的周边有细的白色的弧线环绕着病灶是肿瘤的被膜，它可能会挤压周围组织而使它们有些变形，但不会有浸润生长的表现，所以脂肪瘤周边的组织显示常常是正常的。当乳腺脂肪瘤发生在乳腺皮下脂肪组织中时，由于其密度和皮下正常脂肪组织接近，往往不能被显示出来。

依据临床表现和乳腺 X 线摄影诊断乳腺脂肪瘤不难，其他的检查如 MRI、CT 扫描、穿刺活检等很少被用在它的诊断上。乳腺脂肪瘤在 B 超上呈现一个低回声区，回声是分散的、减弱的，很像正常的皮下或乳腺内脂肪组织。若需要针吸穿刺活检诊断，一般穿刺在入针时容易。有空虚感，涂片上有成团的脂肪细胞，这些都是乳腺脂肪瘤的特点。

 治疗

乳腺脂肪瘤一般不需要做任何治疗，但当乳腺脂肪瘤快速长大或变硬时，或者患者自觉有妨碍的时候，应该行肿块切除术。偶尔乳腺内的脂肪瘤也含有纤维和腺组织的成分，这种称乳腺脂肪纤维瘤，临床表现介于乳腺纤维瘤和乳腺脂肪瘤之间，治疗方法也是手术肿块切除。

第三节　乳腺错构瘤

乳腺错构瘤（hamartoma）是非常罕见的乳腺良性肿瘤，由含量不定的脂肪、乳腺导管及小叶组织和纤维结缔组织构成。它常常是无征兆的、悄悄增长的、质地较硬的肿块，多见于青中年以后的女性。发病原因不清楚，有的学者认为它的发生和孕期及哺乳期激素的变化有关。临床上几乎难有正确诊断。乳腺错构瘤包括不同含量的脂肪组织、纤维组织、乳腺导管和小叶组织，包膜可

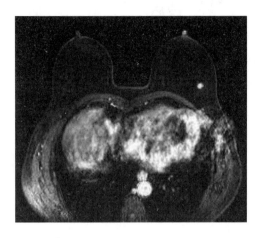

以是完整的或部分的。主要表现为乳房内有包裹性肿块，活动度不大，生长缓慢，无不适。它常比一般纤维腺瘤大，稍软或硬度相近，边界清楚，断面呈白色或粉色，其内有多个呈岛形分布的黄色脂肪组织。因其内所含的各成分的比例不同，肉眼观也可以有不同。显微镜下可以见到瘤体由不同数量的间质和上皮成分混合而成，导管和小叶虽然有不同程度的改变，但仍然可以辨认，纤维和脂肪组织的增生。手术切除是唯一的治疗方法。

 临床诊断

1. **临床表现**　乳腺错构瘤，多发于有孕育史的女性，一般表现为单发、较硬、形状较规则、较大、活动的肿块，乳腺皮肤和乳头无改变，大部分不具有疼痛，增长速度略快，所以常引起乳房变形。

2. **相关检查**　乳腺错构瘤在乳腺X线摄影检查上，往往呈现分界清楚的大肿块，脂肪，纤维和腺组织被白色薄膜包裹着或部分包裹着，它和正常乳腺组织间有一个能透X线的透明带，可以将它们很好的区分开，其内密度不均匀，不同质，往往可分辨出有脂肪和密度较高的腺组织及纤维组织，所以常常被报道为纤维脂肪瘤，脂肪纤维腺瘤或被直接的病灶描述报道。

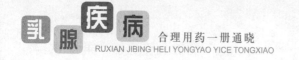

B超显示一个形状较规则的、不同质地的、边界清楚的低回声肿块。

 治疗

乳腺错构瘤的治疗方法，就是择期行乳腺肿块切除术。

 预后

本病为乳房良性肿瘤，只要手术成功，肿瘤切除彻底，一般极少有复发。

第四节　乳腺平滑肌瘤

乳腺平滑肌瘤是一种少见的乳腺良性肿瘤。细胞来自乳头、乳晕区的平滑肌及乳腺本身的血管平滑肌。发生于乳头的称乳头平滑肌瘤，发生在乳头以外乳腺其他部位的称乳腺平滑肌瘤。根据其生长部位、细胞来源和结构的不同又可分为3个类型：①表浅平滑肌瘤，来源于乳腺皮肤，特别是乳晕区真皮内的平滑肌瘤，表现为乳晕区有略微隆起的小肿瘤，质坚，边界清，生长缓慢，无不适。②血管平滑肌瘤，来源于乳腺本身血管壁上的平滑肌。常在乳房较深部位扪及肿块，较表浅平滑肌瘤为大，生长缓慢，边界尚清，无不适。手术是唯一的治疗方法。

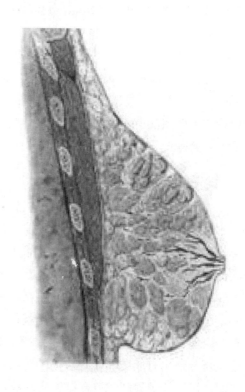

病理

肿瘤呈圆形或椭圆形,边界清楚,可有包膜,直径0.5～3厘米,实性,质中等硬,切面灰白色或淡粉色,稍隆起,呈编织状,偶见血管样腔隙或黏液样物。镜下观察肿瘤由分化成熟的平滑肌细胞构成。瘤细胞呈梭形,胞质丰富、粉染,边界清楚并可见肌原纤维。胞核呈杆状,两端钝圆,位于细胞中央,不见核分裂。瘤细胞排列呈束状、编织状或栅栏状,间质为少量的纤维组织。血管平滑肌瘤由平滑肌和厚壁血管构成,血管腔大小不等,内含红细胞。腺样平滑肌瘤在平滑肌细胞之间夹杂着数量不等的由柱状或立方腺上皮构成的乳腺小管。

 诊断

在临床中很容易被误诊为乳腺纤维瘤。乳腺X线片可以显示一个质地均匀、中等密度、边界清楚的椭圆形块影,无内部结构紊乱,无局部皮肤增厚,无钙化的良性病灶。

 治疗

乳腺部分切除术。完整切除肿块和其周围1厘米正常乳腺组织。偶有复发的报道,复发乳腺平滑肌瘤的治疗方法仍为手术切除。

第五节　乳腺分叶状瘤

乳腺分叶状瘤(phyllodestumor)乳腺分叶状瘤是以局部膨胀性生长为特点的罕见的乳腺肿瘤。常单个乳房发生,肿块常在几个月内成倍地长大。表面成块状的凹凸不平,质硬,但与皮肤无粘连,其基底部也可以活动。当肿块

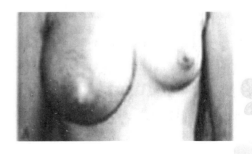

巨大时，患侧乳房常常严重变形，皮色光亮或微紫，乳腺皮下静脉纡曲扩张，有的触诊时有囊样感。

乳腺分叶状瘤由 Müller 于 1838 年首先描述并且命名，根据肿瘤成分呈分叶状突入囊变间隔和肉瘤样基质中，称其为"叶状囊肉瘤"。早期认为是良性。2003 年，世界卫生组织（WHO）将它命名为分叶状肿瘤，根据其组织学特点分为：良性、交界性、恶性三类。

乳腺良性、交界性和恶性分叶状肿瘤的区别

组织学特点	良性	交界性	恶性
生长方式	膨胀性生长	肿瘤膨胀性生长或部分浸润性生长	浸润性生长
间质细胞的异型性	轻度	显著	显著
有丝分裂活性	$0 \sim 4$ 个 /10HPF	$5 \sim 9$ 个 /10HPF	≥ 10 个 /10HPF
出血坏死	无	小片	大片
间质的过度生长	明显增生，排列稀疏	过度生长	显著过度生长
肿瘤的边界	局限性边界	局限性或浸润性边界	浸润性边界

 临床诊断

1. **临床表现**　主要表现为可触及的无痛性、单发肿块，偶尔伴有疼痛，肿块平均大小为 4 ~ 5 厘米，60% 以上患者 > 10 厘米。许多患者的肿块持续生长，也有些患者肿块长期稳定，短期内肿块迅速增大。青春期女性因肿瘤自发性梗死，可出现血性乳头溢液。大的肿瘤 > 10 厘米，可造成皮肤紧绷伴浅表静脉曲张，但溃疡罕见，乳头回缩少见，肿块一般不侵犯胸肌和皮肤，活动度好。分叶状肿瘤腋窝淋巴结转移少见，少于 5%。早期常无疼痛，但当肿块大到一定程度后，开始出现疼痛，步行时或受到挤压、碰击时会痛，巨大的肿块会有触痛，常不伴腋下淋巴结肿大。女性各年龄段均可发病，但发病高峰期在 40 岁左右，绝经前、多产妇以及哺乳者相对较为多发。发病原因至今仍不清楚，也找不出发病的相关因素。它和乳房纤维腺瘤一样，来源于小叶内间质，不同的是乳腺分叶状瘤具有巨大的生长潜能，可以比纤维腺瘤大数倍，甚至占据整个乳房后仍然向外膨胀性生长。

它的特点是瘤体生长很快，在过去它常常以一个大得难以预料的肿块出现在临床。手术中和切下的标本肉眼观：是一个大的分叶状肿块，形状怪异，质地较硬，肿块和正常组织间有明显的分界，它的周边正常组织如腺组织和胸肌组织往往是受到推挤而受到浸润，有些很大的乳腺分叶状瘤内可见有囊性分隔。

乳腺分叶状瘤无明显家族史及遗传倾向。在其小的时候，如 1 ~ 5 厘米大小时，很难与纤维腺瘤鉴别。在这种时候，观察它的生长速度便是一个重要的方面。

2．相关检查

（1）乳腺X线摄影：早期的乳腺分叶状肿瘤呈现圆形、卵圆形、分叶形的类似纤维腺瘤的X线摄影图像，当它长大以后呈不规则型的大块影，一般边界较清楚，密度增高，其内密度均匀或不均匀，可伴见较大的钙化灶。一般即使肿块大，但边缘光滑呈弧形，而不像乳腺癌常有角状凸起或毛刺等征象。

（2）B超：可以显示实质性的低回声的肿块，圆形或卵圆形，常有分叶，大肿块可以呈不规则型，边缘清楚，光滑圆整，结构致密，其内回声可不均匀。有的巨大肿块内还可以探及有低回声的呈分隔状的囊性病变。

（3）CT扫描：它也可以见到一个与周边组织分界清楚的乳房肿块，多呈分叶形，在使用对比增强的方式后，可以看到肿块常无明显的增强。

值得注意的是，凭病史、临床表现和相关检查，对于有上述特征的大的、生长速度快的肿块，不难想到它是乳腺分叶状瘤。但是它与另外一个发病率更少的恶性疾病，即乳腺分叶状囊肉瘤，则很难用临床的这些方式进行鉴别，病理切片几乎是唯一的鉴别方式。

由于这类肿瘤生长迅速，一旦发现都以手术切除获得病理结果。如果穿刺细胞活检，很难区别是乳腺分叶状瘤还是乳腺分叶状囊肉瘤，或处于它们中间的良恶性交界状态，所以不主张选用针吸活检，而应当直接手术活检。

 治疗

乳腺分叶状瘤在术中冷冻活检明确诊断之后，一般应当施行单乳全切术，一些发现早的病例可以考虑行扩大范围的肿块切除术，即至少连同其周边1～2厘米范围内的组织也一并切除，术后应复查追踪。另外，由于它和乳腺分叶状囊肉瘤在临床中难以鉴别的缘故，应实行限期手术，以获得可靠的病理诊断。

乳腺分叶状瘤应先手术治疗，待手术得到准确的病理结果后，可以开始中医调理及预防局部复发。它的治疗与纤维腺瘤很接近，仍然以理气化痰散结为主法，适当增加少许扶正的中药。基本处方还是以逍遥散合二陈汤加减。

炙黄芪30克，当归6克，白芍10克，陈皮12克，莪术6克，生牡蛎10克，茯苓15克，甘草6克，白术12克，郁金10克，枸杞子15克，柴胡10克，枳壳10克，泡参15克，浙贝12克。

每日一剂，服用1～2个月即可。治疗中可以根据舌脉和症状随症加减。

耳压治疗选用胸、肝、脾等穴，两耳交替进行，每日3次，可使用1～2个月。

预后

乳腺分叶状瘤如果是良性疾患，一般手术完整切除后预后很好，但有个别术后局部复发，特别是那些仅行了肿块切除术或扩大范围的肿块切除术的患者。对复发病灶的处理，就是手术再次切除病灶，如果上次手术保留了患侧乳房，复发时应当考虑单乳切除术，连复发病灶带残留的乳腺组织一并切除。另外，在随后的追踪随访，要多留心其对侧乳房的情况，有双乳发生的可能。

第六节 乳腺导管内乳头状瘤

导管内乳头状瘤（intraductalpapilloma）又称大导管乳头状瘤、囊内乳头状瘤等，是发生于乳头及乳晕区大导管的良性乳头状瘤。肿瘤由多个细小分支的乳头状新生物构成，常为孤立、单发，少数亦可累及几个大导管。

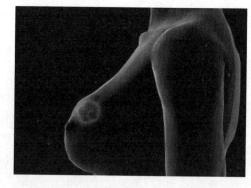

本病多见于经产妇女，以40—45岁居多。3/4 的病例发生在大乳管近乳头的膨大部分。瘤体甚小，带蒂并有许多绒毛，血管丰富且壁薄、质脆，极易出血。但发病率较低，从临床上看，导管内乳头状瘤较乳腺纤维腺瘤，甚至较乳腺癌亦明显少见。本病病程较长，少数可以发生癌变。乳腺导管内乳头状瘤与乳腺纤维腺瘤、乳腺囊性增生的发病原因相同，多数学者认为主要与雌激素水平增高或相对增高有关。

病理

1. **大体观察** 大导管内乳头状瘤是发生在乳管开口部至壶腹部以下1.5厘米左右的一段乳管内的肿瘤。病变大导管明显扩张，内含淡黄色或棕褐色或血性液体，管腔内壁有乳头状物突向腔内，乳头状物的数目及大小不等，一般直径

0.5～1.0厘米亦有直径2.5厘米者，乳头的蒂粗细、长短不一，也可为广基无蒂。一般短粗的乳头内纤维成分较多，呈灰白色，质地较坚实，不易折断；而细长顶端呈颗粒状鲜红的乳头质脆，特别是呈树枝状尖而细的乳头更易折断出血。有时乳头状瘤所在的导管两端闭塞，形成囊肿样，即称为囊内乳头状瘤。

2．镜下所见　乳腺导管内乳头状瘤的基本特点是，导管上皮和间质增生形成有纤维脉管束的乳头状结构。该瘤境界清楚，但无纤维包膜。乳头及腔壁表面被覆双层细胞，表层为柱状上皮，其下是圆形或多边形细胞层，该层多是基膜，上皮与基膜之间可见肌纤维细胞。瘤细胞无异型，排列极为整齐。纤维脉管束可纤细疏松，亦可粗厚致密。多数肿瘤可见灶性上皮增生、大汗腺化生及实性上皮细胞巢。1988年，乳腺疾病专题讨论会上有学者认为，乳腺导管内乳头状瘤上皮有Ⅲ级以上增生者恶变率较高。

发生于乳腺中小导管的多发性乳头状瘤称为乳头状瘤病，该病常伴有乳腺囊性增生。乳头状瘤病在中小乳管内呈白色半透明状小颗粒，附于管壁，无蒂，上皮生长旺盛，属癌前病变，癌变率5%～10%。

 临床表现

1．症状　临床特点是乳头血性溢液，通常为鲜红色，不易扪及肿块。病史述及多在偶然中发现内衣血迹而就医；挤压乳腺时乳头溢液。少数以乳房肿块就诊，而以肿块就诊者，病变多在中小乳管。发生于大导管的乳头状瘤溢液发生率70%～85%，Stout报道的乳头状瘤，溢液发生率仅为10%～25%。乳头溢液的性质50%左右为血性，其次为浆液性溢液，约占30%。有学者统计300例血性乳头溢液患者，45岁以上癌变率约为23%。

2．查体　本病的特点是挤压肿瘤所在区域，乳头出现血性或其他性质的溢液。大导管内乳头状瘤能在乳晕区触及肿块者占1/3左右，肿块呈圆形、质韧、表面光滑、边界清楚。如继发感染，则肿瘤有压痛，也可与皮肤粘连。

发生于中小乳管的乳头状瘤，肿瘤多在周边区，瘤体较大，可能由于乳管被阻塞、液体潴留所致。肿瘤亦可与皮肤粘连。

 诊断

对于有乳头溢液，特别是血性溢液的患者，在乳晕附近扪及1厘米以下的圆形肿物，质软、可被推动的肿块，轻按可从乳头排出血性溢液，则95%的患者可诊断为乳腺导管内乳头状瘤。患乳一般无疼痛，偶可因肿瘤阻塞乳管而出现疼痛，

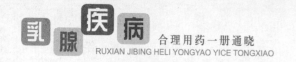

一旦积血排出，疼痛可消失，这种情况可反复出现。只有溢液而不能触及肿块的患者，则应采取一些辅助检查，以明确诊断。

（一）选择性乳导管造影

对乳头溢液而言，选择溢液乳导管进行造影，是一项既能明确诊断又安全可靠的方法。

1．**方法** 常规患侧乳头及周围皮肤消毒，找准溢液乳导管口，用钝头细针轻轻插入病变乳导管，避免用力插入，以免刺破乳导管，一般进针 1～2 厘米后，注入碘酒或 76% 复方泛影葡胺，然后拍钼靶片。注意注药时不要推入空气。

2．**正常乳导管造影表现** 乳导管自乳头向内逐渐分支、变细，呈树枝状。自乳管开口处可分为三级。

（1）一级乳管：宽 0.5～2.3 毫米，长 1～3 厘米。

（2）二级乳管：宽 0.5～2.0 毫米。

（3）三级乳管：宽 0.2～1.0 毫米。

正常乳腺导管壁光滑、均匀、分支走向自然。如注射压力过高，造影剂进入腺泡内，形成斑点状阴影。哺乳期乳管略粗。

3．**乳腺导管内乳头状瘤的表现** 肿瘤多位于主导管及二级分支导管，表现为单发或多发的圆形或椭圆形充盈缺损。可有远端乳导管扩张，或出现导管梗阻，梗阻处呈弧形杯口状，管壁光滑、完整，无浸润现象。中小乳管内乳头状瘤主要表现为乳管梗阻现象。较大的乳腺导管内乳头状瘤可见病变导管扩张，呈囊状，管壁光滑完整，其间可见分叶状充盈缺损。

（二）脱落细胞学或针吸细胞学检查

将乳头溢液涂片进行细胞学检查，如能找到瘤细胞，则可明确诊断，但阳性率较低。对于可触及肿物的病例，采用针吸细胞学检查，可与乳腺癌进行鉴别诊断。

（三）乳导管镜检查

乳管镜是近几年发展起来的一种特殊检查，通过此方法可以明确诊断。找到溢液导管，先注入表面麻醉药，用扩张器扩张乳导管，放入乳导管镜对一、二、三级导管进行检查。导管内乳头状瘤呈粉红色或鲜红色突出于导管壁或堵塞乳导管。

（四）乳腺钼靶片

对鉴别诊断有一定参考价值。

鉴别诊断

因乳管内乳头状瘤的主要症状为乳头溢液，故凡可引起乳头溢液的乳腺疾病均应进行鉴别诊断。

（一）乳腺癌

乳腺导管内乳头状癌、导管癌等可引起乳头积液。

1. 乳管造影表现

（1）乳管本身受到癌浸润、梗阻，破坏引起的征象包括：患病乳导管不规则浸润、僵硬、狭窄及中断，截断面呈"鼠尾状"。

（2）因癌侵犯、收缩、压迫等引起的征象：树枝状结构受压或受牵引移位，导管分支减少或结构紊乱，有时因肿瘤而致多个相邻分支突然中断。

2. 乳管镜检查　发现导管僵硬、结节状改变。

3. 脱离细胞学或针吸细胞学检查　可发现异型细胞，可疑癌细胞甚或癌细胞。

4. 钼靶拍片　有时可见砂粒状钙化。

（二）乳腺囊性增生

本病溢液多为浆液性或黄绿色，且多为双乳头多乳导管溢液，临床上本病呈周期性疼痛，月经前疼痛明显，乳腺可扪及结节状肿物，质韧且压痛。

乳导管造影无充盈缺损之表现。硬化性腺病表现为乳管及其分支变细，呈细线状；囊肿型表现为与导管相连的较大囊性扩张；小导管及腺泡囊性增生型表现为终末导管、腺泡呈较均匀的小囊状或串珠状扩张。

（三）乳腺导管扩张

临床上有乳头溢液，但多为淡黄色液体，偶有溢血。乳管造影示：乳晕下大导管显示扩张、纡曲，严重者呈囊性，无充盈缺损。

（四）乳管炎

溢液为混浊、脓性，乳管镜发现乳导管充血、水肿、有分泌物。

治疗

通常认为，乳管内乳头状瘤属良性，但6%～8%的病例可发生恶变，故应早期手术治疗。术前两天不要挤压乳房，以免积液排净。手术时，术中找不到溢液乳管；可先循乳头溢血口插入细探针，尔后沿探针切开乳管，寻找肿瘤，予以切除；或可经探针注入少许美兰注射液，然后依染色所示的乳管分布范围和方向，40 岁以下者以腺体的楔形切除，切除病变乳管及其周围组织；年龄较大的患者，可考虑行患乳单纯切除。切除标本应送病理检查，如见有恶变应按乳腺癌处理。

对于乳头溢液的治疗，当除外生理性、内科疾病及药物等因素所致者外，原则上亦应手术治疗，特别是年龄在 40 岁以上者，更应行手术治疗。

乳腺导管瘤术后需要注意的事项

1. 定期复查 由于乳腺导管瘤有着产生恶变的可能性存在，所以适时到医院做检查可以控制病情，一般来说，患者大概是每隔 3 个月到医院复查一次。当然，平时也可自己做一些简单的检查。

2. 精神情绪 乳腺导管瘤的发生与精神情绪有着密切的关系，因此，女性朋友们应多保持良好的情绪，对远离疾病困扰至关重要。

3. 饮食调节 所谓病从口入，很多病情加重都是因为个人不良生活习惯引起的。患者应以清淡为主，多吃果蔬，忌食辛辣食物。

第 5 章

乳腺癌

目前，乳腺癌已成为我国城市女性最常见的癌症。预计到 2021 年，中国乳腺癌患者将高达 250 万，发病率将从不到 60 例 /10 万女性（年龄为 55—69 岁）增加到超过 100 例 /10 万女性，将会严重危害广大妇女的健康。我国与发达国家的差异包括：乳腺癌发病年龄更早；独特的独生子女政策；乳腺癌筛查普及率和接受程度较低；由于延误诊断，致使晚期乳腺癌患者增多；资源不足；民众缺乏乳腺癌的知识等。越来越多的研究表明，乳腺癌是全身性疾病，治疗应是以根治性手术为基础的综合治疗。综合治疗包括手术治疗、化学治疗、放射治疗、内分泌治疗、分子靶向治疗、生物治疗、中医药治疗、康复治疗等。

第一节 概论

乳腺癌是女性排名第一的常见恶性肿瘤。乳腺癌发病的年龄分布在东西方国家有所不同，在高发区如北欧、北美等国家，乳腺癌从 20 岁左右开始出现，在绝经期即 45—50 岁之前保持快速上升势头，年龄每增长 10～20 岁发病率上升 1 倍，绝经期后上升相对缓慢。而在亚洲等低发地区，乳腺癌的发病率在绝经后会略下降，一般乳腺癌的发病高峰为 45—55 岁，亚洲人移居西方国家后仍保持这种年龄分布特征。

 病因

1. **月经初潮早、绝经晚** 月经初潮年龄小于 12 岁与大于 17 岁相比，乳腺癌发生的相对危险增加 2.2 倍。闭经年龄大于 55 岁比小于 45 岁者发生乳腺癌的危险性增加 1 倍。月经初潮早、绝经晚是乳腺癌最主要的两个危险因素。

2. **遗传因素** 有研究发现，其母亲在绝经前曾患双侧乳腺癌的妇女，自身患乳腺癌的危险性为一般妇女的 9 倍，而且乳腺癌患者的第二代出现乳腺癌的平均年龄比一般人提早 10 年左右。姐妹当中有患乳腺癌的女性，危险性为常人的 3 倍。需要强调的是，乳腺癌并不是直接遗传，而是一种"癌症素质"的遗传，乳腺癌病人的亲属并非一定患乳腺癌，只是比一般人患乳腺癌的可能性要大。

3. **婚育** 流行病学研究表明，女性虽婚而不育或第一胎在 30 岁以后亦为不利因素。但未婚者发生乳腺癌的危险为婚者的 2 倍。专家认为，生育对乳腺有保护作用，但仅指在 30 岁以前有足月产者。近年来的研究认为，哺乳对乳腺癌的发生有保护作用，主要是对绝经前的妇女。

4. **电离辐射** 乳腺癌是对电离辐射致癌活性较敏感的组织。年轻时为乳腺癌有丝分裂活动阶段，对电离辐射致癌效应最敏感，而电离辐射的效应有累加性，多次小剂量暴露与一次大剂量暴露的危险程度相同，具有剂量‑效应关系。日本长崎原子弹爆炸时的幸存者中，患乳腺癌的比例明显增加，儿童及青少年时期接受过胸部放疗的，长大后患乳腺癌的机会也增加。

5.不健康的饮食习惯 不健康的饮食习惯造成乳腺癌的概率明显上升，乳腺癌的发病率和病死率与人均消化脂肪量有较强的关系。有些公司职员高收入造成高生活水准，饮食上发生了改变，人们的饮食都主要以肉类和海鲜类产品为主，逐渐形成了现在比较"流行"的酸性体质。人们大多都形成不科学的、不健康的"高热量、高脂肪"饮食习惯，结果导致乳腺癌的发病率大大提高。

6.不健康的生活方式 有些长期从事办公室工作的女性白领坐多动少，缺乏锻炼，接触阳光少，在阳光下多做运动多出汗，帮助排除体内多余的酸性垃圾。但现在人以车代步现象愈来愈多，运动量大大减少，长久便会导致酸性代谢物长期滞留在体内，导致体制的酸性化。大多数职业女性由于工作关系，长时间紧箍着乳罩，难得给乳腺"松绑"；还有些职业女性迫于工作的压力或追求事业的成功，过着单身贵族或丁克族生活，不结婚，不要孩子。这些因素都与乳腺病有关。

7.精神抑郁和过度紧张 据调查，性格内向，精神长期抑郁，人们的压力越来越大，而当这种压力得不到释放的时候便会对身体造成影响，从而导致体质的酸化。长期生活不幸福，是导致癌症的重要因素。都市年轻女性面临激烈的竞争压力，精神长期处于应激紧张状态，导致情绪上的不稳定、不平和。这些精神因素与不良生活、工作方式加在一起对乳房造成进一步的伤害。

8.激素 乳腺癌与人体内分泌平衡失调有关系，在各种内分泌因素中，最重要的是雌激素、孕激素。研究结果表明，雌激素刺激乳房腺体上皮细胞过度增生，是造成乳腺癌的重要原因，常使用激素用品及妇女更年期激素替代治疗可增加乳腺癌的发病危险。

9.药物及其他因素 有些药物如降压药利舍平、吩噻唑等及甾体类药物有增加乳腺癌患病率的作用。有些保健品、护肤品、化妆品中含有致癌成分，在使用中也要特别慎重。另外，空气中的有害成分，蔬菜、水果上的残留农药等，都具有不同程度的致癌成分。

 易患人群

年龄增加、遗传基因、生活形态等方面的不同，使得某些女性患乳腺癌的概率较一般女性为高，她们的特征如下。

1.本身即患有乳腺癌或卵巢癌、有乳癌家族史［第一代亲属（母亲、姐妹等）中，如果有乳腺癌发病，这个家族就属于高危人群］。

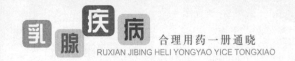
2. 未生育或 35 岁以后才生育、40 岁以上未曾哺乳或生育。

3. 初经在 12 岁以前、停经过晚（如 55 岁以后才停经者）。

4. 过于肥胖。

5. 激素暴露即激素替代治疗。

6. 经常摄取高脂肪或高动物性脂肪、爱吃熟牛肉。

7. 过度暴露于放射线或致癌源（如经常施行 X 线透视或放射线治疗）。

8. 经由其他癌症转移至乳房（如患子宫内膜腺癌者）。

9. 有慢性精神压迫、不常运动。

第二节　乳腺癌的诊断

症状

1. **乳房肿块**　乳腺的外上象限是乳腺癌的好发部位，多不伴任何症状，常为单个、不规则、活动度差的硬性肿块，洗澡时或自我检查时是可以发现的。须特别注意的是，有些乳腺癌临床表现不典型，仅表现为片状或局限性腺体增厚，临床上易被误诊为乳腺腺体增生。所以，如果发现乳腺有异样情况，一定要找专科医生进行检查确诊。

2. **乳头溢液**　非哺乳期内乳头溢出乳白色、淡黄色、棕色或血色、水样、脓性的液状物，特别是血性溢液有可能是乳腺肿瘤炎症、出血、坏死等生成的。有的年轻女性乳头溢出乳汁样分泌物，有可能是内分泌异常所导致的。脓性溢液也可能是乳腺炎症导致的，不一定都是乳腺癌。据统计，单侧乳头溢液中，12% ～ 25% 是乳腺癌的表现。

3. **乳头改变**　由于肿瘤侵犯乳头或乳晕下区时，导致乳头偏歪、回缩、凹陷等。

4. **局部皮肤改变**　乳房皮肤出现橘皮样改变，即皮肤水肿且有毛孔处明显凹陷的改变，或出现乳房皮肤"酒窝"样凹陷，或有多个皮下小结节，这是乳腺癌的主要表现。有一种乳腺癌叫炎性乳腺癌，早期即表现为乳腺皮肤湿疹样变化。

乳腺癌症状

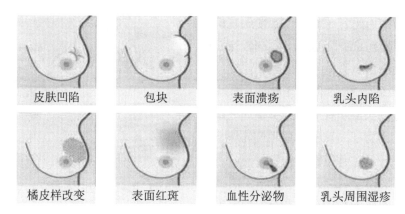

皮肤凹陷	包块	表面溃疡	乳头内陷
橘皮样改变	表面红斑	血性分泌物	乳头周围湿疹

5.**淋巴结肿** 大多数患者首先出现的症状为腋窝淋巴结肿大。

6.**两侧乳房不对称** 由于肿瘤的存在或与胸壁粘连，该侧乳房可出现体积或形态的变化。

7.**乳房疼痛** 少数乳腺癌患者有乳房隐痛、刺痛、胀痛或钝痛。

自我检查方法

乳腺癌自检的最佳时间是在月经结束一周后，因为月经前或经期由于乳腺生理性充血，腺泡增生和腺管扩张等组织变化，使乳腺组织肥厚，影响检查效果。如果月经周期不规则，最好在每月的同一时间进行自检。

1.**视查** 直立镜前脱去上衣，在明亮的光线下，面对镜子对两侧乳房进行视诊，比较双侧乳房是否对称，注意外形有无大小和异常变化。异常体征主要包括：乳头溢腋、乳头回缩、皮肤皱缩、酒窝征、皮肤脱屑及乳房轮廓外型有异常变化。

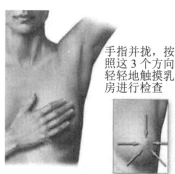

手指并拢，按照这3个方向轻轻地触摸乳房进行检查

2、**触查** 举起左侧上肢，用右手三指（示指，中指，无名指）指腹缓慢稳定、仔细地触摸乳房方法，在左乳房做顺或逆向逐渐移动检查，从乳房外围起至少三圈，直至乳头。也可采用上下左右或放射状方向检查，但应注意不要遗

漏任何部位，同时一并检查腋下淋巴结有无肿大。最后，用拇指和示指间轻挤压乳头观察有无乳头排液。如发现有混浊的，微黄色或血性溢液，应立即就医，检查右侧乳房方法同上。

3. **平卧检查** 平卧检查时，待检测上肢举过头放于枕上或用折叠的毛巾垫于待检测肩下。这种位置可使乳房平坦，易于检查，其方法与触查相同。

乳腺癌发现越早，治愈的可能性就越大。每月一次的乳房自查，如发现异常应及时到专科医院做进一步专业检查，达到早发现、早诊断、早治疗的目标。

睡觉时自检的手法

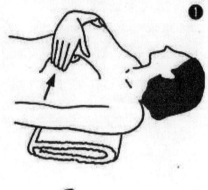

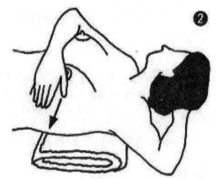

 ## 影像学诊断

乳腺癌的诊断方法很多，常用的是乳腺的影像学诊断，如乳腺超声、乳腺钼靶、乳腺磁共振成像（MRI），若建议行进一步检测，则行病理检查。

1. **乳腺超声** 乳腺超声检查是乳腺影像诊断的主要手段之一，可以观察乳腺肿块的形态、超声回声特点、血流分布及血流参数情况，对乳腺疾病和良、恶性肿块进行诊断和鉴别诊断。随着超声仪器技术的不断改进，乳腺超声检查在乳腺疾病的诊断和治疗方面将更有临床价值。

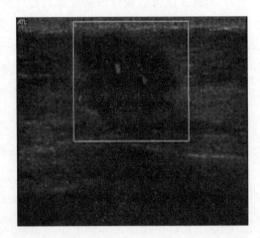

乳腺良恶性实性肿块的鉴别要点

鉴别要点	良性	恶性
肿块形状	圆形或卵圆形	不规则
边缘	边界清、光滑，有包膜	边界不清晰或毛刺状，可有暗晕
肿块纵横径比例（L/T）	≤ 1	> 1
肿块内部回声	均匀低回声或等回声	不均匀低回声或极低回声
肿块侧方声影	可有侧方声影	无侧方声影
后方回声	增强	多有衰减
加压后肿块的改变	形状可改变，位置可移动	形状无改变，位置较固定
肿块血供	血管数目少，低速低阻型	血管数目多，高速高阻型

2．乳腺钼靶　乳腺X线检查是乳腺癌筛查与诊断最常用、最基本的方法。是利用高科技仪器来诊断早期乳腺癌的常用方法。其主要表现首先是有肿块结节影及一些微小的钙化。在该检查中约50%的未扪及肿块的乳腺癌及70%的乳腺原位癌的检出基本都是归功于钼靶X线发现的微小钙化灶。建议40岁以上的女性可以每1～2年行一次该检查。

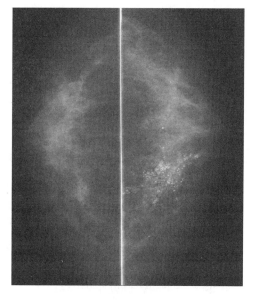

3．常见征象

（1）肿块：肿块的描述包括：形态、边缘和密度，边缘对诊断病变的性质最为重要。

①形态包括：圆形、卵圆形、分叶形和不规则形，其中，不规则形多为恶性表现。

②边缘包括：清晰、模糊、小分叶、浸润和毛刺，其中，小分叶、浸润和毛刺边缘为恶性征象。

③密度是以肿块与其周围相同体积的乳腺组织相比，分为高、等、低和含脂肪密度4种。大多数乳腺癌呈高或等密度，乳腺癌不含脂肪密度，脂肪密度为良性表现。

（2）钙化：形态上分为典型良性钙化、中间性钙化（可疑钙化）、高度恶性可能的钙化。

①典型良性钙化：皮肤钙化、血管钙化、粗糙或爆米花样钙化、粗棒样钙化、圆形钙化、环形或蛋壳样钙化、中空状钙化、牛奶样钙化、缝线钙化、营养不良钙化。

63

②中间性钙化（可疑钙化）：不定形模糊钙化、粗糙不均质钙化。

③高度恶性可能的钙化：多形性钙化、线样分支状钙化。

钙化分布包括以下 5 种。

①弥漫 / 散在分布：散在分布在整个乳腺，点样和多形性钙化多为良性改变，常为双侧性。

②区域状分布：较大范围内（＞ 2cm²）分布的钙化，常超过一个象限的范围，恶性可能性较小，需结合钙化形态综合考虑。

③簇状分布：指至少有 5 枚钙化占据在一个较小的空间内（＜ 1cm²），良恶性病变都可以有此表现。

④线样分布：钙化排列成线形，可见分支点，提示源于一支导管，多为恶性。

⑤段样分布：常提示病变来源于一支或多支导管及其分支，也可能发生在一叶或一个段叶上的多灶性癌。

（3）总体评估（诊断意见 /BI-RADS 分级，ACR.BI-RADS 第 5 版）

1 级：阴性，乳腺 X 线片无异常发现。

2 级：良性发现。

3 级：可能是良性发现，建议短期随访。首先 X 线片随访 6 个月，随后 6 个月、12 个月随访至 2 年甚至更长时间来证实他的判断。对可能是良性病变在随访中出现增大，建议活检而不是继续随访。

4 级：可疑异常，要考虑活检。有明确的恶性可能性，此级又分为 3 个亚型：4a（病变需要活检但恶性度可能性小）、4b（中度怀疑恶性）、4c（病变怀疑为恶性）。对 4 级的无论是哪个亚型，在有良性的病理结果后均应定期随访。对影像为 4c 级且病理结果为良性的，则应对病理结果再做进一步的评价以明确诊断。

5 级：高度怀疑恶性。此级病变可以不活检而直接行外科手术。

4. 乳腺磁共振成像(MRI)　近年来，保乳术 + 放疗的治疗方式逐渐取代了全乳切除术，为了达到与根治性手术相同的生存率同时降低复发率，术前对于病灶的准确评估显得尤为重要。

（1）术前评估：对于有保乳愿望的患者，术前评估是以①准确划定局部病灶的范围；②明确是否支持保乳治疗的

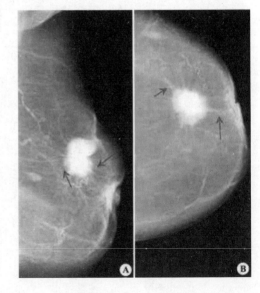

指征；③查明对侧是否同时患有乳腺癌为主要目标。为提高患者的生存质量，及要求行保乳术患者的逐渐增加，乳腺MRI在术前评估方面的应用越来越受到广大医患重视。另外，对于病变良、恶性的诊断，有文献报道乳腺癌的诊断敏感度高达90%以上。

（2）评估分级

1级：阴性，未发现异常强化病灶，建议常规随访。

2级：良性发现，没有恶性征象，建议常规随访。

3级：可能是良性发现，建议短期随访。

4级：低至中度怀疑恶性，建议活检。

5级：高度怀疑恶性，临床应积极处理。

6级：活检已证实恶性，为治疗前的影像评价。

5.乳管镜检查　乳头溢液是女性乳腺疾病患者在门诊的常见主诉之一，最常见的原因为导管内乳头状瘤，占乳头溢液的一半以上。该检查基本解决了乳头溢液病因诊断的难题，特别是乳头溢血患者的主要确诊手段。乳管镜检查可直观清楚地观察乳管内病变，有助于乳腺导管扩张症、乳腺管内乳头状瘤和管内乳头状瘤病的诊断，特别是提高导管原位癌的早期诊断率。

 病理学诊断

1.乳头溢液的细胞学诊断　用载玻片承接溢液涂片，显微镜下观测细胞形态特点，判断其良、恶性。

2.细针穿刺细胞学的病理诊断　临床发现乳房肿物的病例及检查乳腺引流淋巴结是否有肿瘤细胞转移，可进行针吸细胞学穿刺检查。

3.空心针穿刺活检组织的病理诊断　为精确病理诊断及分子分型，空心针穿刺活检被认为是可靠的病理诊断。特别适用于肿瘤较大且有保乳希望的可行新辅助化疗的患者。

4.真空辅助活检　临床上分为超声引导下及X线引导下真空辅助活检。对于发现乳房肿块患者，在超声下定位，将探针至于肿块下方或中心，旋转探针方向切割肿块，直至超声下肿块完整切除。适用于临床影像学诊断良性可能性大的患者，既可以实现微创切除肿块又能明确诊断。对于X线发现可疑钙化点的患者，采取X线引导下定位、进针，切取含有钙化点的乳腺组织进行病理诊断。

5.切除活检　局麻下行乳房肿块切除术活检术，切除肿块行病理诊断。

乳腺癌的病理组织学分类

为便于临床确定治疗方案、判定预后，以及便于对乳腺癌进行研究，并使研究结果得出科学的、有意义的结论，统一的乳腺癌分类是必不可少的。但目前，虽然国内外有多种乳腺癌组织学分类标准，在实际应用中仍未统一，同时因为乳腺癌的组织形态较为复杂，类型众多，且往往在同一癌组织中，甚至在同一张病理切片上，可见多种类型同时存在，这更增加了分类的混乱和困难。

目前，国内已有的乳腺癌分类着重于组织发生，如癌组织来自乳腺小叶或导管、来自哪一级的导管。又从生物学特性与形态相结合的角度将乳腺癌分为非浸润性癌、早期浸润癌或微灶浸润癌和浸润性癌三类，在浸润性癌中又分出特殊型和非特殊型两类。在实际应用中，原发癌行病理切片观察后，需综合判断分类。由于乳腺癌多为混合型癌，几种形态并存时，以其中占优势的成分诊断命名，次要成分可在其后注明。

我国肿瘤病理学分类

1. 非浸润性癌

（1）导管内癌：癌细胞局限于导管内膜，未突破管壁基底膜。导管内的癌细胞可排列成具有 4 种特征性的图像，即实质性、粉刺状、乳头状和筛状。

（2）小叶原位癌：发生于小叶内，癌细胞未突破末梢乳管或腺泡基底膜。小叶增大，管、泡增多，明显变粗，充满无极性的癌细胞。

（3）乳头 Paget 病：占乳腺癌的 2%，临床表现为乳头红斑或湿疹样变。病理示乳头或乳晕区表皮内有散在或成群的多形性大细胞浸润，细胞质丰富、透明甚至呈空泡状。早期癌细胞多位于基底层，然后可侵至表层。

2. 早期浸润性癌

（1）导管癌早期浸润：导管内癌的癌细胞突破管壁基底膜，开始生芽，向间质浸润生长。

（2）小叶癌早期浸润：小叶原位癌的癌细胞突破末梢乳管或腺泡基底膜，开始向小叶内间质浸润，但仍局限于小叶内。已浸润至小叶外者，则归为浸润性小叶癌。

3. 浸润性特殊型癌

（1）乳头状癌：实质以有纤维脉管束或无纤维脉管束的乳头状结构为主者，可分为非浸润性与浸润性乳头状癌，其浸润往往出现于乳头增生的基底部。

（2）髓样癌伴大量淋巴细胞浸润：癌细胞较大，胞质丰富，淡嗜碱，胞膜不清，常互相融合。胞核空泡状，核仁明显，分裂象多见。癌细胞密集，常呈片块状分布，偶见乳头状结构或弥漫分布。间质纤维组织少，癌周边界清楚。癌巢周围有厚层淋巴细胞浸润。

（3）小管癌（高分化腺癌）：癌细胞立方形或柱状，大小相当一致，异型不明显，核分裂象少见。大部分癌细胞排列成大小比较规则的单层腺管，散乱浸润于间质中，引起纤维组织反应。

（4）腺样囊性癌：由基底细胞样细胞形成大小、形状不一的片块或小巢，内有数目不等、大小较一致的圆形腔隙。腔面及细胞片块周边可见肌上皮细胞。

（5）黏液腺癌：黏液腺癌是一种含有大量细胞外上皮性黏液的癌，黏液用肉眼即可识别，镜下可见黏液位于肿瘤细胞内或肿瘤细胞的周围，可形成黏液湖。此瘤曾被称为胶样癌、胶冻状癌。

（6）鳞状细胞癌：癌实质全部为典型的鳞状细胞癌，即可见细胞间桥和角化。若其他类型癌发生部分鳞状上皮化生，则不在此列。

4. 浸润性非特殊型癌

（1）浸润性小叶癌：小叶癌明显向小叶外浸润，包括小细胞型浸润癌。癌细胞形态似小叶原位癌。癌细胞常呈单行线状，或围绕导管呈靶状排列，亦可单个散布于纤维间质中。有时可见残存的小叶原位癌成分。

（2）浸润性导管癌：导管癌中，浸润性成分多不超过癌实质50%。若超过50%，则以其浸润性成分的主要形态命名。

（3）硬癌：癌细胞排列成片块或巢块，密集，可有腺样结构。纤维间质成分少于1/3，无大量淋巴细胞浸润。

（4）髓样癌：是由分化很差的癌细胞构成的境界清楚的癌。间质稀少，并伴有大量淋巴细胞浸润。肿瘤细胞大，具有空泡状的核和明显的核仁，胞质境界不清楚，常排成片状和宽的互相吻合的条索状，不形成腺样结构，肿瘤的边缘在组织学上呈钝性或膨胀性，而不是不规则的和伸展性的，尽管肿瘤分化很差，核分裂象多，但此癌预后较浸润性导管癌为佳。具有部分髓样癌特征的肿瘤被称为非典型髓样癌。

（5）单纯癌：介于硬癌与髓样癌之间，即癌实质与纤维间质成分比例近似。癌细胞主要形成不规则的实性条索或小巢，也可有腺样结构。

（6）腺癌：癌实质中腺管状结构占半量以上者。癌细胞异型性明显，腺管形状不规则，层次不等。

（7）大汗腺癌：一种主要由具有丰富的嗜酸性胞质、形态化生性大汗腺细胞所构成的癌。大汗腺肿瘤细胞灶可见于其他类型的乳腺癌中，此瘤曾被称之为嗜

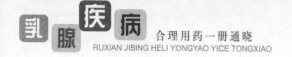
酸细胞癌和汗腺癌。

5. 罕见癌

（1）分泌型癌：病理诊断特征为存在细胞内和细胞外圆形空泡，细胞透明，空泡内存在分泌物质时，奥辛蓝及抗淀粉 PAS 染色呈阳性，表明为黏液细胞起源。

（2）富脂质癌（分泌脂质癌）：癌细胞大，胞质透明或呈泡沫状，脂肪染色呈强阳性。胞核不规则，核仁显著。癌细胞排列方式不定，可伴有导管内癌或小叶原位癌成分。

（3）印戒细胞癌：有些尚不清楚究竟来自小叶或导管的肿瘤被称为小细胞癌或印戒细胞癌。

（4）腺纤维瘤癌变：腺纤维瘤内的腺上皮细胞部分或全部呈恶性状态，可表现为导管内癌或小叶原位癌，亦可进一步发展为浸润性癌。应排除其他型癌侵犯腺纤维瘤。

（5）乳头状瘤病癌变：乳头状瘤病的病变内出现灶性癌组织区，且两者在形态上有过渡性改变。癌变区常表现为导管内癌。

（6）伴化生的癌：在肿瘤中除了可以见到的浸润性导管癌以外，还可见到不同类型的化生性改变，如部分腺上皮形成鳞状细胞；间质中出现骨成分、软骨成分等。这些肿瘤仍归原来的组织类型，但需注明化生成分，其名称为鳞状细胞型、梭形细胞型、软骨和骨型、混合型。

分期

1．TNM 分期

T 原发肿瘤	T$_X$ 原发肿瘤无法确定		
	T$_0$ 没有原发肿瘤证据		
	Tis 原位癌	Tis（DCIS）	导管原位癌
		Tis（LCIS）	小叶原位癌
		Tis（Page）	不伴肿瘤的乳头 Paget 病
	T$_1$ 肿瘤最大直径 ≤ 2 厘米	T$_{1mic}$	微小浸润癌，最大直径 ≤ 0.1 厘米
		T$_{1a}$	0.1cm ＜肿瘤最大直径 ≤ 0.5 厘米
		T$_{1b}$	0.5cm ＜肿瘤最大直径 ≤ 1.0 厘米
		T$_{1c}$	1.0cm ＜肿瘤最大直径 ≤ 2.0 厘米
	T$_2$：2.0 厘米＜肿瘤最大直径 ≤ 5.0 厘米		
	T$_3$：5.0 厘米＜肿瘤最大直径		
	T$_4$ 不论肿瘤大小，直接侵犯胸壁或皮肤	T$_{4a}$	侵犯胸壁，不包括胸肌
		T$_{4b}$	患侧乳房皮肤水肿，溃疡或卫星状结节
		T$_{4c}$	T$_{4a}$ 和 T$_{4b}$ 并存
		T$_{cd}$	炎性乳腺癌
N 区域淋巴结	N$_X$ 区域淋巴结无法评估		
	N$_0$ 无区域淋巴结转移		
	N$_1$ 同侧 Ⅰ、Ⅱ 腋淋巴结转移，可活动		
	N$_2$ 同侧 Ⅰ、Ⅱ 腋淋巴结转移，固定或相互融合或缺乏同侧腋窝淋巴结转移的临床证据，但临床上发现有同侧内乳淋巴结转移	N$_{2a}$	同侧 Ⅰ、Ⅱ 腋淋巴结相互融合或与其他组织固定
		N$_{2b}$	临床无证据显示腋淋巴结转移的情况下，存在临床明显的内乳淋巴结转移
	N$_3$ 同侧锁骨下淋巴结转移；或有临床证据显示 Ⅰ、Ⅱ 腋淋巴结转移伴内乳淋巴结转移；或同侧锁骨上淋巴结转移伴或不伴腋淋巴结或内乳淋巴结转移	N$_{3a}$	同侧锁骨下淋巴结转移及腋淋巴结转移
		N$_{3b}$	同侧内乳淋巴结及腋淋巴结转移
		N$_{3c}$	同侧锁骨上淋巴结转移
M 远处转移	M$_X$	有无远处转移无法评估	
	M$_0$	无远处转移	
	M$_1$	有远处转移	

T（tumor）．原发肿瘤；N（node）．区域淋巴结；M（metastases）．远处转移

2. 组织病理学分级（G）

Gx：不能判断分化程度。

G1：高分化。

G2：中度分化。

G3：低分化

3. 临床分期

Tis	原位癌，Paget 病		
Ⅰ期	T_{1a}	N_0-1_a	M_0
	T_{1b}	N_0-1_a	M_0
Ⅱ期	T_0	N_{1b}	M_0
	T_{1a}	N_{1b}	M_0
	T_{1b}	N_{1b}	M_0
	T_{2a}, T_{2b}	N_0-1_b	M_0
Ⅲ期	T_{1a}, T_{1b}	N_2	M_0
	T_{2a}, T_{2b}	N_2	M_0
	T_{3a}, T_{3b}	N_{0-2}	M_0
Ⅳ期	T_4	Nany	Many
	Tany	N_3	Many
	Tany	Nany	M_1

any—任何之意，如 Nany，即任何类别的 N

 分子分型

Goldhirsch 等采用免疫组化法测定 ER、PR、Her2 及 Ki67，将乳腺癌分为如下 4 个分子分型。

分子分型	ER	PR	Her-2	Ki-67
LuminalA	+	+	-	低表达
LuminalB	+	+	+	高表达
Her-2 阳性	-	-	+	
三阴性	-	-	-	

第三节　乳腺癌的综合治疗

乳腺癌是全身性疾病，好发生血行转移，治疗常因此失败，所以乳腺癌的治疗，应是以根治性手术为基础的综合治疗。原则上任何乳腺癌在处理原发灶、转移淋巴结后，均应于近期内行综合治疗，以提高远期疗效。据统计，Ⅲ期乳腺癌纯手术治疗 5 年生存率仅为 10% ～ 20%，综合治疗可使生存率提高至 30% ～ 50%。

综合治疗包括手术治疗、化学治疗、放射治疗、内分泌治疗、分子靶向治疗、生物治疗、中医药治疗、康复治疗等。

 手术治疗

手术治疗是乳腺癌治疗的重要组成部分，在很长时间内手术治疗是乳腺癌治疗首选乃至唯一的治疗手段。随着对乳腺癌生物学行为的认识，治疗药物的研发，全身治疗在乳腺癌治疗中的地位日益提高，但是作为最重要的局部治疗手段，手术治疗始终是乳腺癌治疗的基石。目前常用的乳腺癌手术方式有：乳腺癌根治切除术、乳腺癌改良根治术、单纯乳房切除术，乳腺癌保乳术等。对于早期乳腺癌而言，恰当手术方式的选择、规范化的操作更是患者获得治愈机会并保持较高生活质量的保证。

1. 乳腺癌手术方式的历史演进　乳腺癌外科手术方式经历了由根治 - 扩大根治 - 改良根治 - 保乳—"保乳 + 前哨"到整形外科技术参与的乳腺癌手术治疗。手术由大逐渐缩小，在保证疗效的前提下，术后患者的外观和功能逐渐得以保留和改善。乳腺癌手术历史发展中较为重要的事件如下。

1894 年，Halsted 和 Meyer 创建了乳腺癌根治术（切除范围：乳房 + 胸大小肌 + 腋窝淋巴清扫，一般需植皮愈合）。

1984 年，Patey 提出了保留胸大肌，切除胸小肌的改良根治术。

1949 年，Margottini 提出根治术基础上行胸膜外内乳淋巴结清除术的根治术。

1963 年，Cerow 用硅凝胶假体进行乳房再造。

1976 年，Olivari 提出背阔肌皮瓣进行乳房重建。

1976 年，Radovan 将组织扩张器应用于乳房重建。

1979 年，Robbins 报道了腹直肌肌皮瓣乳房重建。

20 世纪 80 年代，乳房的保乳治疗（保乳手术＋术后放疗）。

1993 年，Krag 首次报道了乳腺癌前哨淋巴活检。

2．手术方式的选择

（1）具备保乳条件和保乳意愿的首选乳腺癌保乳治疗。

（2）不具备保乳条件的可行乳房切除、改良根治、根治性切除。

（3）腋窝淋巴临床阴性、前哨淋巴结活检禁忌证的早期乳腺癌患者，首选前哨淋巴结活检作为腋窝分级的方法。

（4）不具备保乳条件，又希望保留乳房外形的早期乳腺癌患者，可以行乳房切除＋前哨淋巴结活检＋腋窝淋巴清扫后，即刻或Ⅱ期行乳房重建。

（5）不具备保乳条件的Ⅱ～Ⅲ期乳腺癌，又希望保留乳房，可通过新辅助化疗后再实施保乳。

3．乳腺癌改良根治术

该手术是切除患侧包括胸肌筋膜在内的全部乳房，保留胸大肌或胸大、小肌，同时清扫同侧腋窝淋巴结。该手术既能达到根治术的治疗效果，又可保持患侧上肢的良好功能，减轻术后胸部毁坏程度。近年来改良根治术逐渐被人们所关注，有关报道不断增多。

随着各种改良根治术和乳房重建术的开展，胸大、小肌的局部神经解剖越来越受到重视。

主要适用于：①临床Ⅰ、Ⅱ期乳腺癌且与胸大肌无粘连；②腋窝可以触及孤立淋巴结，考虑有转移。

Ⅰ式（Auchincloss 式）：保留胸大肌、胸小肌。皮肤切口及皮瓣分离原则同根治术。先做全乳切除，将全乳解剖至腋窝，然后行腋窝淋巴结清除，清除范围基本同根治术。胸前神经应予保留。最后，将全乳和腋窝淋巴结整块切除。

Ⅱ式（Patey 式）：手术步骤基本同改良根治术Ⅰ式，主要区别是保留胸大肌，切除胸小肌，有利于清扫Ⅲ级淋巴结。将乳房切除至胸大肌外援后，切断胸小肌第3、4、5 肋的附着点并翻向上方以扩大术野，在肩胛骨喙突部切断胸小肌附着点，以下步骤同根治术，但须注意保留胸前神经及伴行血管，最后将全乳腺、胸小肌及腋下淋巴组织整块切除。

4．乳腺癌前哨淋巴结活检　腋窝淋巴结清扫对于无腋窝淋巴结转移的患者并无治疗作用，反而会在部分患者中出现上肢水肿、肩关节活动障碍等并发症。在 20 世纪 90 年代出现的用腋窝前哨淋巴结活检来预测腋窝是否有肿瘤转移，是乳腺外科治疗历史中里程碑式的进步，使腋窝阴性的患者避免承受不必要的腋窝清扫。

（1）什么是前哨淋巴结：前哨淋巴结是指原发灶引流区域淋巴结中，发生淋巴结转移所必经的第一个或前几个淋巴结。

（2）前哨淋巴结活检的适应证：临床腋窝淋巴结阴性的乳腺癌患者。

（3）前哨淋巴结活检的禁忌证：炎性乳癌；患侧乳腺或腋窝的手术史或放疗史；妊娠哺乳期乳腺癌；示踪剂过敏；多中心性乳腺癌（相对禁忌证）。

（4）前哨淋巴结活检的示踪剂

①放射性核素（常见为 ^{99m}Tc 的分子如硫胶体）。

②蓝色染料（常见为异硫蓝、专利蓝、国内常用亚甲蓝）。

③荧光染料（目前尚处于临床验证阶段）。

④两种示踪剂联合（常用放射性核素＋蓝色染料）。

（5）前哨淋巴结活检的手术要点

①放射性核素示踪法：如 ^{99m}Tc 标记的硫胶体，可注射于肿瘤周围乳腺实质内或肿瘤上方皮下组织。γ 计数器的使用注意其探头水平和垂直方向的移动幅度，确保前哨淋巴结内富集的放射性核素发出的 γ 射线被成功检出。注射 2～24 小时后可进行手术，活检切口通常选择在腋下热点附近的合适位置。切除前哨淋巴结后，应在创腔内再次探测放射活性，如放射活性小于放射活性最高的前哨淋巴结的 10% 则判断前哨淋巴结已经完全切除，如大于 10% 则需要再用 γ 计数器寻找可能存在的前哨淋巴结。

②蓝色染料示踪法：国际上用专利蓝和异硫兰，国内有用亚甲蓝示踪的报道。注射部位可选择肿瘤周围或乳晕区皮下。根据所选染料不同一般注射后 5～10 分钟可行腋窝区切口，切口一般选择腋窝下方 2 横指近腋毛下方边际处，逐层切开寻找蓝染的淋巴管和淋巴结。注意避免损伤小血管，保证视野清晰。如曾行肿物切除活检，应避免将蓝色染料注入活检腔内。注射后可行局部皮肤的按摩促进蓝色染料进入淋巴系统，尽量先找到蓝染的淋巴管再顺淋巴管找到蓝染的淋巴结，同时注意蓝染淋巴管近端是否还有更靠近乳腺组织的蓝染淋巴结，如有应一并切除送检。

（6）前哨淋巴结的病理检查：印片细胞学检查；冰冻病理检查；抗角蛋白单抗免疫组织化学染色；RT-PCR 检测；前哨淋巴结的微转移。

（7）前哨淋巴结活检存在的问题

①存在学习曲线。初期学习者应在有经验的医生指导下完成 20 例以上的 SLNB 后，再独立开展，有助于提高前哨淋巴结的检出率和降低假阴性率。

②注射部位存在不同，这种不同是否对前哨淋巴结的检出有影响，尚缺乏严

格的对比研究。

③内乳前哨淋巴结的问题。有文献提示在放射性核素示踪的前哨淋巴结活检中在内乳区有 1%～6% 的概率探测到热点。是否应行内乳前哨淋巴结活检及其临床意义，尚有争议。

④影响前哨淋巴结活检成功与准确的因素主要有患者和操作者两方面。大多数文献提示患者高龄、肥胖、外上象限肿瘤等因素前哨淋巴结检出率低，且易假阳性。操作者主要受学习曲线、示踪方法及病理医生的经验等影响。

⑤新辅助化疗后能否用 SLNB 反映腋窝状态，目前研究结果尚有争议。

5. 乳腺癌的保乳手术治疗　乳腺癌保留乳房的手术其目的是获得与传统意义上根治术相同的生存机会同时保留相对较好的乳房外观，提高生活质量。理论基础是浸润性癌在某种意义上说是一种全身性疾病，适当保守的局部治疗手段并不影响全身性病灶的控制，不影响病人的长期生存。大量的前瞻性随机对照的研究已经证实，对于适宜保乳的人群而言，选择根治性乳房切除或是保乳治疗，患者的生存没有明显差异。

（1）保乳手术的适应证：导管原位癌和早期的浸润性癌，没有保乳治疗的禁忌证都可以进行保乳治疗。

局部晚期乳腺癌在新辅助化疗后局部降期可考虑保乳治疗。

（2）保乳手术的禁忌证

①多中心性乳腺或分布较广的多灶性乳腺癌。

②钼靶提示弥漫分布的恶性钙化。

③通过再次手术切除，切缘仍阳性。

④患侧乳房或胸壁曾经进行过放疗。

⑤怀孕且不能终止妊娠的患者。

⑥有放疗禁忌证，如结缔组织病的患者。

⑦肿瘤 / 乳房比例较大时。

⑧经济条件、设备条件、技术条件不满足时。

（3）保乳治疗的手术方法

①切口设计：病灶位于乳房上方可采用以乳头为圆心的弧形或沿皮纹的弧形切口，乳房下方病灶则根据乳房外观、病灶大小、需要切除组织的多少选择弧形或放射状切口。腋窝切口选择腋折线下方两横指弧形切口，一般不超过胸大肌外缘和背阔肌前缘。

②皮瓣游离：肿瘤表浅可切开皮肤后游离皮下脂肪显露肿瘤，肿瘤深在可直接切开皮肤、皮下脂肪、浅层腺体，直达肿瘤。

③切除范围：肿瘤最好整块切除。切除后标记切缘方向，肉眼判断是否有切除不充分的地方。目前推荐行肿块切除或局部扩大切除，切除范围尚未达成完全的共识，一般包括在病灶外 1 厘米的楔形正常组织，95% 的情况下可以获得阴性切缘。一并切除范围内的胸大肌筋膜。

④创腔处理：如果腺体断端缝合引起乳房的外观扭曲可不缝合关闭。如患者剩余腺体丰富，可向两侧游离皮瓣，将腺体断端缝合，消灭创腔，避免出现术后局部凹陷。如切除组织量小可不放置引流，如必须放置可 24 ～ 48 小时拔除。少许局部渗血或渗液有助改善局部凹陷。

（4）保乳手术标本的病理检查：切除标本应标记方位，可用缝线法，用长短或数量不同的缝线来区分标本的内外侧等方位，国外多采用染色法。切缘判断需依赖病理报告，方法有冰冻病理检查及术后石蜡切片病理检查。多点取材可更可靠的反映切缘状况。切缘阴性是保乳手术成功的基础原则。

（5）特殊情况下的保乳

①乳晕区肿瘤：保乳的相对禁忌，保留乳头乳晕区皮肤时应对乳头乳晕复合体多点病理检查，确保无癌灶残留。如提示乳头乳晕有肿瘤侵犯最好切除乳头乳晕复合体。

②伴有乳头溢液时的保乳：伴随乳头溢液者行保乳手术时局部复发率偏高，不易行保乳手术。

（6）新辅助化疗后的保乳

新辅助化疗后肿瘤缩小降期，如可满足外形及安全切缘的要求则可实施保乳手术。充分评估病灶缩小方式，确定手术范围是安全行新辅助化疗后保乳的前提。目前影像技术的进步，如磁共振评估乳腺癌新辅助化疗疗效可为制订手术计划提供帮助。新辅助化疗在肿瘤中心留置金属标记或体表文身标记肿瘤部位，也可帮助在新辅助化疗后定位切除乳房病灶。

（7）保乳治疗后的局部复发

①保乳术后的乳房内复发可以在原发灶附近，也可以远离这一部位，前者可能属于真正的复发，后者可能是新发病灶。

②切除范围越大术后局部复发风险越低，但术后乳房美观相对就越差。

③年轻患者在保乳手术和放疗后乳房内复发的风险比年长的患者大。

④广泛的导管内癌成分（extensive intraductal component，EIC）和切缘阳性可增加复发风险：EIC 是指浸润性导管癌合并存在肿瘤内的导管原位癌，或肿瘤外肉眼正常的乳腺组织内存在导管原位癌，或者以导管原位癌为主，有灶状浸润者也可视为 EIC。

⑤放疗时瘤床加量照射可明显降低局部复发。

⑥乳腺癌全身辅助治疗也对局部复发有控制作用。

6. 保留乳头乳晕的乳腺切除术　保留皮肤的乳腺切除术（skin-spared radical mastectomy，SSRM）保留了乳房大部分皮肤，使术后外形得到了改善并为乳房重建创造了良好的条件。保留乳头乳晕的乳腺切除术（nioole-areola spared radical mastectomy，NSRM）则更进一步保留了乳头乳晕区，在即刻乳房重建后，患侧乳房外观得到了最大限度的保留。

（1）适应证

①早期乳腺癌，$T_{1-2}N_{0-1}M_0$，不符合保乳条件者。

②肿瘤边界清楚，距乳晕边缘大于 2 厘米，无侵犯乳头迹象。

③最好肿瘤直径小于 3 厘米。

④患者有重建乳房的要求。

（2）切口设计

切口设计原则应在保证腺体完整切除的前提下尽量隐蔽，腋窝分期可依据手术操作可行性从乳房切口或另取切口进行。常见切口有以下几种。

①乳晕旁弧行切口。

②腋前线纵行切口。

③乳房下皱襞切口。

（3）手术要求

全麻下操作，经切口游离皮瓣，全部切除乳房腺体，皮瓣厚度不要太薄，电刀使用功率需注意，避免过度组织损伤。乳腺腺体切除要求既要切除所有乳腺组织，又保持一定乳房厚度。乳头下方注意不要残留腺体组织，应在乳头乳晕复合体附近多点取冰冻病理检查，确保无癌浸润后方可行保留乳头乳晕的乳腺切除术。如选择腋前线切口也可以用同一切口完成腋窝部手术。腋窝前哨淋巴结活检或淋巴结清扫的要点同传统的乳腺癌手术。

7. 乳房重建

（1）重建的时机

①乳腺癌手术同时重建乳房——Ⅰ期乳房再造。

②乳腺癌手术后经过一段时间再重建乳房——Ⅱ期乳房再造。

Ⅰ期再造可以使适合的患者最大限度保持自己乳房的外观，进一步提高生活质量，且可以使患者避免失去乳房的痛苦，因而，近年来越来越受到医患的推崇。

（2）乳房重建方法：乳房重建包括单纯乳房假体置入、组织瓣转移结合乳房假体置入、完全组织瓣重建。

①乳房假体置入：假体置入是相对简单和安全的方法。选择合适体积的乳房假体，使其尽量和对侧对称。选择合适的假体形态，如水滴状、盘状等假体。毛面假体使假体周围的胶原纤维向不同方向生长，纤维收缩力方向改变，可能对防止包膜挛缩有作用。假体多放置于胸大肌后间隙中，比放置于胸大肌前方的包膜挛缩发生率要少。

②背阔肌肌皮瓣联合乳房假体：背阔肌皮瓣由于供区多数难以提供足够的组织量，多需要联合假体重建。

准备阶段需在术前坐位标出正常乳头位置，描画乳头至腋前线、胸骨中线的垂直距离，乳头至胸骨上窝连线，锁骨中点与乳头连线并延长至下皱襞，并标出各线长度。

背阔肌皮瓣最常见的并发症为供区皮下积液。

③腹直肌为蒂的下腹皮瓣：术前患者平卧、屈膝，术者抓提下腹部皮肤，估测切取皮肤范围。

④吻合血管的游离皮瓣移植：臀大肌肌皮瓣行吻合血管的游离皮瓣移植。腹壁下动脉穿支皮瓣。

吻合血管的游离皮瓣移植需要显微外科技术，技术难度较大。

⑤皮肤软组织扩张在乳房再造中的应用：皮肤扩张术是将医用硅橡胶制成的扩张器埋入皮下或肌肉等软组织深面通过间断注入生理盐水使其之间膨胀起来，使扩张器浅面的软组织和皮肤增生，达到增加组织量的目的。当扩张至皮肤软组织达到所需量时，可二次手术取出扩张器，更换为合适的乳房假体。

 化学治疗

乳腺癌不论采取手术治疗还是放射治疗，均只是作用于局部及区域性病灶，而对癌细胞的血行及淋巴播散则无根本作用，所以乳腺癌可转移复发。采用全身化疗，可控制血行转移。大量临床研究表明，辅助性化疗对提高乳腺癌远期疗效有一定作用，特别是联合化疗方案，在降低乳腺癌复发率及病死率上效果较好。所以，乳腺癌患者需要进行化疗。其化疗可分为术前辅助化疗、术后辅助化疗、晚期乳腺癌的化疗。特别是术后辅助化疗可以减少术后肿瘤复发或转移，提高疗效。

（一）什么是新辅助化疗

新辅助化疗（neoadjuvant chemotherapy）是指对非转移性的肿瘤，在局部治疗（手术及放疗）应用前进行的全身性、系统性的细胞毒性药物治疗，也称之为术前化疗（preoperative chemotherapy）、初始化疗（primary chemotherapy）和诱导化疗（induction chemotherapy）。

新辅助化疗就是寄希望于在身体免疫机制尚未受到手术打击之前，对全身微转移灶率先进行杀灭。

1．新辅助化疗的优点

（1）降低同侧乳房肿瘤的复发，能更早和更有效的杀灭肿瘤远处微小转移灶。

（2）缩小肿瘤体积，以便能对患者实施肿块切除术或减少切除正常乳腺组织，增加保乳手术机会。

（3）能减少由于手术操作引起的肿瘤细胞播散。

（4）根据原发肿瘤对术前化疗的反应，了解肿瘤对全身性化疗的敏感性，以便选择更好的方案来提高生存率。

2．新辅助化疗的缺点

（1）20%的乳腺癌患者对新辅助化疗不敏感，对于这部分患者来说，新辅助化疗将延误局部治疗的时机。

（2）由于新辅助化疗可使区域淋巴结降期，从而可能使乳腺癌患者失去区域淋巴结转移情况这一乳腺癌最重要的预后信息。

（3）由于新辅助化疗可使肿瘤原发灶缩小甚至消失，从而使对乳腺癌手术标本进行肿瘤生物学预后因素的分析造成困难。

3．新辅助化疗的适应证

（1）需要做保留乳房手术的患者。

（2）腋窝淋巴结转移较多的患者。

（3）局部病灶较大或侵及皮肤、肌肉、胸壁的患者。

（4）局部病灶多发的患者。

（5）炎性乳癌患者。

4．新辅助化疗的禁忌证

①年老体衰或恶病质。

②有肝肾功能异常及心血管严重疾病者。

③贫血、严重营养障碍及血浆蛋白低下者。

④肾上腺皮质功能不全者。

⑤有感染、发热及其他并发症。

5．新辅助化疗前的准备

①常规全身系统检查，了解有无远处转移，尤其是肺、肝和骨等。

②评估患者体力情况；血常规、肝肾功；心、肺功能，综合分析患者对化疗的耐受力及有无化疗禁忌证。

③取得明确的病理学（组织学）诊断，以及相关的生物学信息，如 ER、PR、c-erbB-2（HER-2，人类表皮生长因子-2）等。

④治疗前病灶（包括原发肿瘤及腋窝淋巴结转移癌）大小的检测，以备和治疗后肿瘤大小比较，评估疗效。

⑤治疗前肿瘤内部金属丝标记或体表文身标记，防止新辅助化疗后肿瘤缩小或消失，手术时肿瘤定位困难。

⑥对有保留乳房意愿的患者，新辅助化疗前临床腋窝淋巴结阳性者应行腋窝淋巴结病理或细胞学检查；临床腋窝淋巴结阴性者，需行前哨淋巴结活检。

6．新辅助化疗药物及方案　目前尚无统一的新辅助化疗方案，一般是根据患者的肿瘤分期、年龄以及全身其他并发症等情况制订治疗计划及化疗方案，强调个体化治疗。目前临床上公认的观点如下。

（1）对术后辅助化疗可用的方案都可以用于新辅助化疗。

（2）联合化疗优于单药化疗。

（3）联合方案中应包含蒽环类药物，如 AC 方案、CEF 方案，有效率为 49%～80%。

（4）对于合并有心脏疾患或对蒽环类药物耐药的患者，可考虑 CMF 方案。

（5）紫杉类的方案，如 TA 方案、TE 方案、EC 序贯 T，总体有效率可达 40%～90%。

7．新辅助化疗周期　通常认为新辅助化疗至少3～4个周期比较合适，最长为出现最佳临床反应后的2个周期。

（二）术后辅助化疗

乳腺癌的术后辅助化疗（adjuvant chemotherapy）可以杀灭局部区域淋巴结及远处脏器的亚临床微小转移灶，从而降低或推迟局部复发及减少远处转移，达到提高患者生存率、延长生存期的目的。

1．化疗原则

（1）必须确定患者可获得肯定的疗效。

（2）必须进行辅助化疗不良反应评估。

（3）充分告知与尊重个人意愿。

2．术后辅助化疗的指征

（1）对于腋窝淋巴结阳性的乳腺癌患者，术后应接受辅助化疗；对于腋窝淋巴结阴性的患者，应将患者分为转移和复发低危组和中、高危两组，低危患者一般不需要术后辅助化疗，采用以内分泌治疗为主的综合治疗，而中、高危患者术后一般应给予辅助化疗。

低危组患者应同时符合以下条件：①激素受体 ER 和（或）PR 阳性；②肿瘤直径 ≤ 2 厘米；③肿瘤组织学分级为 I 级；④未侵犯肿瘤周边血管；⑤无 HER-2 基因过表达或扩增；⑥年龄 ≥ 35 岁。

另外，NCCN 指南建议：肿瘤直径为 0.6 ~ 1.0 厘米，具有不良预后因素的浸润性导管癌或小叶癌，考虑给予辅助化疗。不良预后因素包括：年龄 < 35 岁、血管及淋巴管瘤栓、高的核分级、HER-2 过表达、激素受体阴性、组织蛋白酶活性增高或 S 期细胞比例增加等。

（2）年龄是影响乳腺癌患者预后的重要因素，也是选择术后辅助化疗的重要参考指标。对 70 岁以上的患者的化疗应采取谨慎态度。目前对 70 岁以上的患者的辅助化疗还是参照 70 岁以下患者的标准，但在应用过程中应考虑患者的生理状况、预期寿命及化疗后非肿瘤原因死亡等因素，同时衡量应用化疗后的受益或风险比。

3. 不同分子分型乳腺癌化疗

（1）激素受体阳性、HER-2 阴性：对于激素受体阳性、HER-2 阴性的术后患者，如果伴有腋窝淋巴结转移，辅助化疗是标准推荐。而对于原发灶 < 0.6 厘米的患者，由于患者大多会接受内分泌治疗，辅助化疗不再推荐。

（2）激素受体阳性、HER-2 阳性：对于激素受体阳性、HER-2 阳性的术后患者，如果伴有腋窝淋巴结转移，辅助化疗加曲妥珠单抗应是标准推荐。即使是不伴有腋窝淋巴结转移或者腋窝淋巴结转移灶 ≤ 2 毫米的患者，如果原发灶 < 1 厘米，推荐接受辅助化疗加曲妥珠单抗治疗。而原发灶为 0.5 ~ 1 厘米，且同时伴有分化 2 ~ 3 级及年轻等不良预后因素，辅助化疗与曲妥珠单抗不是必须，需综合考虑后决定，特别是 Ki-67 的高低。而对于原发灶 < 0.5 厘米的患者，目前不推荐辅助化疗和曲妥珠单抗治疗，而以内分泌治疗为主，除非淋巴结存在微转移（≤ 2 毫米）。

（3）激素受体阴性、HER-2 阳性：对于激素受体阴性、HER-2 阳性的术后患者，如果伴有腋窝淋巴结转移，辅助化疗加曲妥珠单抗应是标准推荐。基本与激素受体阳性、HER-2 阳性原则相同。而原发灶为 0.5 ~ 1 厘米，更倾向于辅助化疗 ± 曲妥珠单抗；而对于即便原发灶 < 0.5 厘米的患者，腋窝淋巴结转移灶 ≤ 2 毫米的患者，仍可推荐辅助化疗 ± 曲妥珠单抗。

（4）激素受体阴性、HER-2 阴性：对于激素受体阴性、HER-2 阴性（三阴性）

的术后患者，除了肿瘤浸润≤0.5厘米，且不伴有淋巴结微转移灶的患者，不推荐辅助化疗，其余患者均推荐接受辅助化疗。

4.辅助化疗的剂量强度与剂量密度策略

（1）剂量强度：是指每单位时间的化疗药物剂量，通常以每周毫克/米^{2}表示。在达到某种药物的最佳治疗剂量后，其疗效并不会随剂量的增加而提高。比如，在阿霉素达到60毫克/米^{2}的治疗剂量后，在传统的蒽环类方案中提高阿霉素和环磷酰胺的剂量，其疗效不会提高。

（2）剂量密度：在化疗期间肿瘤细胞的生长受到抑制，但停药后肿瘤细胞又恢复对数生长。如果缩短给药间隔，则肿瘤细胞不但在给药期间受到抑制，停药后亦无法恢复对数生长。临床上，密集化疗（dose-dense chemotherapy）就是将常规每3周重复方案缩短为2周重复，以达到既能提高疗效、延长患者生存期，又能尽快结束化疗、改善患者生活质量的目的。其理论依据是在肿瘤负荷较小的时候，给予间隔更短的化疗有助于杀灭肿瘤细胞，抑制耐药细胞的增殖，因而更符合乳腺癌细胞的生物学特点。

5.辅助化疗的时机与时限

（1）化疗时机：术后辅助化疗的时间一般限定在术后2周内开始，最迟不宜超过4周。且应该放在辅助放疗之前，但如果先给予辅助放疗而推迟辅助化疗的实施，就有可能影响到患者的治愈可能。因为较长时间的局部治疗虽然降低了局部复发率，但自然会延误对全身播散性转移病灶的控制。

（2）化疗时限：目前业界公认的辅助化疗时间为3～6个月，一般给予6～8个周期化疗，依据不同辅助化疗方案而定。持续6个月以上的辅助化疗并未显示出更多的生存优势。

（三）常用辅助化疗方案及临床应用

1.首选辅助方案

（1）剂量密集型AC（多柔比星/环磷酰胺）→紫杉醇，多种方案。

（2）TC（多西他赛/环磷酰胺）。

2.其他辅助方案

（1）AC（多柔比星/环磷酰胺）。

（2）FAC/CAF（氟尿嘧啶/多柔比星/环磷酰胺）。

（3）FEC/CEF（氟尿嘧啶/表柔比星/环磷酰胺）。

（4）CMF（/环磷酰胺/甲氨蝶呤/氟尿嘧啶）。

（5）AC→紫杉醇。

（6）EC（表柔比星/环磷酰胺）。

（7）FEC/CEF →紫杉醇。

（8）FAC →紫杉醇。

（9）TAC（多西他赛/多柔比星/环磷酰胺）。

3．含曲妥珠单抗方案

（1）首选方案

AC→T+曲妥珠单抗(多柔比星/环磷酰胺→紫杉醇+曲妥珠单抗,多种方案)。

TCH（多西他赛/环磷酰胺/曲妥珠单抗）。

（2）其他方案

多西他赛+曲妥珠单抗→FEC(氟尿嘧啶/表柔比星/环磷酰胺)→曲妥珠单抗。

AC（多柔比星/环磷酰胺）→多西他赛+曲妥珠单抗。

4．临床应用

（1）不含含曲妥珠单抗方案的首选联合化疗方案

①剂量密集型 AC →密集紫杉醇方案：多柔比星 60 毫克/米^2，静脉注射，第 1 天 + 环磷酰胺 600 毫克/米^2，静脉注射，第 1 天，14 天为 1 个周期，共 4 个周期；序贯以紫杉醇 175 毫克/米^2，静脉注射 3 小时，第 1 天，14 天为 1 个周期，共 4 个周期（所有周期均用 G-CSF 支持）。

②AC →紫杉醇周疗方案：多柔比星 60 毫克/米^2，静脉注射，第 1 天 + 环磷酰胺 600 毫克/米^2，静脉注射，第 1 天，21 天为 1 个周期，共 4 个周期；序贯以紫杉醇 80 毫克/米^2，静脉注射 1 小时，第 1 天，每周 1 次，共 12 周。

③TC 方案：多西紫杉醇 75 毫克/米^2，静脉注射，第 1 天 + 环磷酰胺 600 毫克/米^2，静脉注射，第 1 天，21 天为 1 个周期，共 6 个周期（建议所有周期均用 G-CSF 支持）。

④其他化疗方案

AC 方案：多柔比星 60 毫克/米^2，静脉注射，第 1 天 + 环磷酰胺 600 毫克/米^2，静脉注射，第 1 天，21 天为 1 个周期，共 4 个周期。

TAC 方案：多西紫杉醇 75 毫克/米^2，静脉注射，第 1 天 + 多柔比星 50 毫克/米^2，静脉注射，第 1 天 + 环磷酰胺 500 毫克/米^2，静脉注射，第 1 天，21 天为 1 个周期，共 6 个周期（建议所有周期均用 G-CSF 支持）。

FAC 方案：5-Fu 500 毫克/米^2，静脉注射，第 1、8 天或第 1、4 天 + 多柔比星 50 毫克/米^2，静脉注射，第 1 天（或 72 小时持续静滴）+ 环磷酰胺 500 毫克/米^2，静脉注射，第 1 天，21 天为 1 个周期，共 6 个周期。

CAF 方案：环磷酰胺 100 毫克/米^2，口服，第 1～14 天 + 多柔比星 30 毫克

/ 米^2，静脉注射，第 1 ～ 8 天 +5-Fu500 毫克 / 米^2，静脉注射，第 1 ～ 8 天，28天为 1 个周期，共 6 个周期。

CEF 方案：环磷酰胺 75 毫克 / 米^2，口服，第 1 ～ 14 天 + 表柔比星 60 毫克 / 米^2，静脉注射，第 1、8 天 +5-Fu500 毫克 / 米^2，静脉注射，第 1、8 天，予以复方磺胺甲噁唑片支持治疗，28 天为 1 个周期，共 6 个周期。

静脉 CMF 方案：环磷酰胺 100 毫克 / 米^2，口服，第 1 ～ 14 天 + 甲氨蝶呤 40 毫克 / 米^2，静脉注射，第 1、8 天 +5-Fu600 毫克 / 米^2，静脉注射，第 1、8 天，28 天为 1 个周期，共 6 个周期。

AC → 多西他赛方案：多柔比星 60 毫克 / 米^2，静脉注射，第 1 天 + 环磷酰胺 600 毫克 / 米^2，静脉注射，第 1 天，21 天为 1 个周期，共 4 个周期；序贯以多西他赛 100 毫克 / 米^2，静脉注射，第 1 天，21 天为 1 个周期，共 4 个周期。

EC 方案：表柔比星 100 毫克 / 米^2，静脉注射，第 1 天 + 环磷酰胺 830 毫克 / 米^2，静脉注射，第 1 天，21 天为 1 个周期，共 8 个周期。

FEC → T 方案：5-Fu500 毫克 / 米^2，静脉注射，第 1 天 + 表柔比星 100 毫克 / 米^2，静脉注射，第 1 天 + 环磷酰胺 500 毫克 / 米^2，静脉注射，第 1 天，21 天为 1 个周期，共 3 个周期；序贯以多西紫杉醇 100 毫克 / 米^2，静脉注射，第 1 天，21 天为 1 个周期，共 3 个周期。

FEC → 紫杉醇周疗方案：5-Fu600 毫克 / 米^2，静脉注射，第 1 天 + 表柔比星 90 毫克 / 米^2，静脉注射，第 1 天 + 环磷酰胺 600 毫克 / 米^2，静脉注射，第 1 天，21 天为 1 个周期，共 4 个周期；随后 3 周无治疗；序贯以紫杉醇 100 毫克 / 米^2，静脉注射，第 1 天，每周 1 次，共 8 周。

FAC → 紫杉醇周疗方案：5-Fu500 毫克 / 米^2，静脉注射，第 1、8 天或第 1、4 天 + 多柔比星 50 毫克 / 米^2，静脉注射，第 1 天（或 72 小时持续静滴）+ 环磷酰胺 500 毫克 / 米^2，静脉注射，第 1 天，21 天为 1 个周期，共 6 个周期；序贯以紫杉醇 80 毫克 / 米^2，静脉注射 1 小时，第 1 天，每周 1 次，共 12 周。

（2）含曲妥珠单抗的首选联合化疗方案

① AC → T+ 曲妥珠单抗方案：多柔比星 60 毫克 / 米^2，静脉注射，第 1 天 + 环磷酰胺 600 毫克 / 米^2，静脉注射，第 1 天，21 天为 1 个周期，共 4 个周期；序贯以紫杉醇 80 毫克 / 米^2，静脉注射 1 小时，第 1 天，每周 1 次，共 12 周；加曲妥珠单抗 4 毫克 / 千克，静脉注射，与第一次使用紫杉醇时一起用。随后曲妥珠单抗 2 毫克 / 千克，静脉注射，每周 1 次，共 1 年。或者曲妥珠单抗 6 毫克 / 千克，静脉注射，每 3 周 1 次，在完成紫杉醇治疗后应用，共 1 年。基线时、3 个月、6 个月、9 个月时监测心功能。

②剂量密集型 AC →密集紫杉醇方案：多柔比星 60 毫克 / 米 ^{2}，静脉注射，第 1 天 + 环磷酰胺 600 毫克 / 米 ^{2}，静脉注射，第 1 天，14 天为 1 个周期，共 4 个周期；序贯以紫杉醇 175 毫克 / 米 ^{2}，静脉注射 3 小时，第 1 天，14 天为 1 个周期，共 4 个周期（所有周期均用 G-CSF 支持）。加曲妥珠单抗 4 毫克 / 千克，静脉注射，与第一次使用紫杉醇时一起用。随后曲妥珠单抗 2 毫克 / 千克，静脉注射，每周 1 次，共 1 年。或者曲妥珠单抗 6 毫克 / 千克，静脉注射，每 3 周 1 次，在完成紫杉醇治疗后应用，共 1 年。基线时、3 个月、6 个月、9 个月时监测心功能。

③ TCH 方案：多西他赛 75 毫克 / 米 ^{2}，静脉注射，第 1 天 + 卡铂 AUC=6，静脉注射，第 1 天，21 天为 1 个周期，共 6 个周期；加曲妥珠单抗 4 毫克 / 千克，静脉注射，第 1 周。随后曲妥珠单抗 2 毫克 / 千克，静脉注射，共 17 周；曲妥珠单抗 6 毫克 / 千克，静脉注射，每 3 周 1 次，前后总共 1 年。基线时、3 个月、6 个月、9 个月时监测心功能。

（3）其他方案

①多西他赛 + 曲妥珠单抗→ FEC 方案：多西他赛 100 毫克 / 米 ^{2}，静脉注射 1 小时，第 1 天，21 天为 1 个周期，共 3 个周期；加曲妥珠单抗 4 毫克 / 千克，静脉注射，与第一次使用多西他赛时一起用，第 1 天；随后曲妥珠单抗 2 毫克 / 千克，静脉注射，每周 1 次，共 9 周；序贯 5-Fu600 毫克 / 米 ^{2}，静脉注射，第 1 天 + 表柔比星 60 毫克 / 米 ^{2}，静脉注射，第 1 天 + 环磷酰胺 600 毫克 / 米 ^{2}，静脉注射，第 1 天，21 天为 1 个周期，共 3 个周期。基线时、最后 1 个周期 FEC 化疗后、化疗后 12 个月和 36 个月时监测心功能。

② AC →多西他赛方案：多柔比星 60 毫克 / 米 ^{2}，静脉注射，第 1 天 + 环磷酰胺 600 毫克 / 米 ^{2}，静脉注射，第 1 天，21 天为 1 个周期，共 4 个周期；序贯以多西他赛 100 毫克 / 米 ^{2}，静脉注射 1 小时，第 1 天，21 天为 1 个周期，共 4 周；加曲妥珠单抗 4 毫克 / 千克，静脉注射，第 1 周，随后曲妥珠单抗 2 毫克 / 千克，静脉注射，每周 1 次，共 11 周，随后曲妥珠单抗 6 毫克 / 千克，静脉注射，每 3 周 1 次，前后总共 1 年。基线时、3 个月、6 个月、9 个月时监测心功能。

（四）大剂量化疗与自体造血干细胞移植

在经历了 20 多年的相继研究后，大剂量化疗加自体造血干细胞移植在对乳腺癌的术后治疗上仍是争议最多、变化也最具戏剧性的领域之一。既往研究多局限于传统方案，故仍需要大宗临床随机对照研究来揭示大剂量化疗在紫杉类及靶向药物等新型药物应用中的作用。大剂量化疗在早期乳腺癌患者中的作用仍需进一步评价。

（五）乳腺癌辅助化疗常见不良反应及处理

临床实践中，医生不仅要认真评估辅助化疗的获益情况，更要充分了解不同化疗方案、不同药物可能带来的不良反应，掌握预防和处理不良反应的方法，以最大可能降低化疗不良反应的影响，尤其是严重不良反应事件的发生。应该根据药物的种类、剂量、给药方法与途径及联合用药等情况，以及结合患者的年龄、性别、合并症与器官功能，个体化的选择治疗方案及不良反应预防策略，提倡"规范预防、勤于监测、及时处理"的理念。

化疗药物的合理应用、化疗期间的安全性监测及有效管理，对患者接受和完成规范辅助化疗至关重要。

1. 骨髓造血系统

（1）白细胞减少规律及处理：大多联合化疗在用药后1～2周出现白细胞下降，10～14天达到最低点，3～4周时恢复至正常。

1级白细胞减少无继续降低趋势，密切观察，加强营养，可口服恢复血象药物：如利血生、鲨肝醇、利可君等及中药制剂。

2级白细胞减少是否给予造血生长因子的干预治疗，可根据患者的一般状况及既往化疗周期中骨髓抑制特点决定。

3级及4级白细胞减少需常规应用粒细胞集落刺激因子。可给予重组人粒细胞集落刺激因子（G-CSF）150～300微克，每日1次，皮下注射，治疗中监测血常规变化，直至中性粒细胞低峰计数至少达到正常值。

（2）处理原则

合并有粒细胞缺乏性发热、4级白细胞减少合并感染的患者，应按以下原则处理。

①保护性隔离。

②予以足量G-CSF治疗。

③广谱抗生素抗感染治疗，同时行痰培养、血培养、尿常规等检查及药物敏感试验，腹泻者行大便常规培养及涂片检测菌群分布。

④每1～2天复查血常规。

⑤配合口腔护理、肛周清洗等防护措施。

⑥忌食生冷食物。

⑦监测出入量，有入量不足、脱水征象者予以补液支持治疗。

⑧监测重要脏器功能，尤其对一些状况较差的高龄患者或伴有心肺基础疾病、糖尿病等高危者，治疗基础疾病的同时，可视情况给予营养心肌、抑酸、化痰等支持治疗，避免急性应激的发生，避免多器官功能衰竭。

⑨向患者及家属告知风险。

⑩4级骨髓抑制恢复后可延期1周左右再行下一周期化疗。

（3）血小板减少及处理：化疗后血小板下降多见于紫杉类和卡铂方案。1～2级血小板减少可加强观察，不予药物处理。3～4级血小板减少可予以白介素-11（IL-11）、血小板生成素（TPO）等药物治疗，必要时输注血小板，预防致命性出血。

（4）在乳腺癌辅助化疗阶段，一般无严重化疗相关性贫血发生。患者更多可在饮食、补充铁剂等方面加以注意。

2. 消化系统　在化疗的全身反应中，要数消化系统的毒性反应和不良反应最令患者烦恼，如恶心、呕吐、食欲缺乏、腹痛、腹泻、便秘，以及口腔黏膜溃疡、咽喉炎等。

（1）恶心、呕吐：恶心、呕吐的发生率为65%～85%，在乳腺癌术后辅助化疗中以蒽环类药物较重，往往是患者认为最严重的化疗不良反应。严重的呕吐可导致电解质紊乱、代谢性碱中毒，加重营养不良及恶病质。化疗期间常规采用预防止吐，个别患者反应较重时采用不同机制止吐药联合应用，经常规处理，绝大多数患者能够达到无明显恶心、呕吐。

（2）腹泻、便秘：腹泻发生的严重程度和持续时间取决于化疗药物的类型和剂量，应用大剂量5-Fu和MTX时最易发生，严重者可呈血性腹泻。紫杉类药物化疗过程中也会伴有腹泻与便秘，多数较轻，给予对症支持治疗即可好转。

（3）口腔黏膜溃疡：迅速增殖的黏膜组织容易受到化疗药物损伤，表现为口腔黏膜疼痛，部分可出现溃疡，常见于甲氨蝶呤和5-Fu类药物。出现口腔黏膜炎患者，多于用药后4～6天出现，可应用漱口液（预防细菌及真菌感染）、进食前含漱利多卡因止痛、给予维生素B_2等多种维生素，必要时给予静脉营养支持治疗。

（4）肝毒性：抗肿瘤药物可能通过以下3种途径引起肝损害。①直接损害肝细胞；②使肝基础疾病加重，特别是病毒性肝炎；③由于潜在的肝疾病改变抗肿瘤药物的代谢和分泌，使药物在体内作用的时间延长，增加化疗毒性。

抗肿瘤药物肝损害的诊断比较困难，一般符合以下条件时，认为药物性肝损害的可能性较大：化疗前无肝基础疾病，化疗后出现临床症状或血生化异常，停药后肝损害改善，再次用药后肝损害出现更加迅速和严重。所以在用药前和用药过程中要检查肝功能，一旦出现抗肿瘤药物引起的肝损害，应停药或减量，并根据肝损害程度决定下一步治疗策略。大多数患者的肝功能在停药后可恢复正常。对抗肿瘤药物引起的肝损害目前尚缺乏特异性药物，可考虑应用保肝类药物。

3. 心血管系统　抗肿瘤药物的心脏毒性是由一系列不同表现组成的，包括心律失常（尤其是QT间期延长引起的尖端扭转型室速）。血压变化、心肌缺血级栓塞、心肌收缩（舒张）功能损伤。也正是因为心脏毒性在数十年间一直限制着蒽环类药物的使用。其他如紫杉类、氟尿嘧啶类及烷化剂也有少量机制不明的心脏毒性。

蒽环类药物的心脏毒性往往是进展性和不可逆性，第一次使用蒽环类药物就有可能对心脏造成损伤。鉴于蒽环类药物在乳腺癌辅助化疗中的核心地位，需筛选可以避免蒽环类化疗的患者：对于低危乳腺癌患者，尤其是65岁以上或存在心脏风险的患者，TC方案（多西紫杉醇＋环磷酰胺）或CMF方案可作为不含蒽环类的治疗选择。TCH（多西紫杉醇＋卡铂＋曲妥珠单抗）可作为HER-2阳性乳腺癌心脏毒性高危患者的优选方案。不能接受或耐受辅助化疗的患者，曲妥珠单抗单用或联合内分泌治疗也是合适的方案。

蒽环类药物的迟发性心脏毒性与其累积剂量呈正相关，因此限制蒽环类药物累积剂量可以降低其心脏毒性的发生率。通过蒽环类和紫杉类药物的序贯方案，如AC×4序贯T（P）×4、FEC×3序贯T×3等方案，可减少蒽环类药物的累积剂量，预防和减少其心脏毒性的发生。

2012年出版的《蒽环类药物心脏毒性防治指南》推荐：首次使用蒽环类药物前应用右雷佐生（DZR）以有效预防蒽环类药物心脏毒性。DZR与蒽环类药物的剂量比为（10～20）：1（推荐DZR：ADM=20：1，DZR：EPI=10：1）。

4. 神经毒性　化疗药物的外周神经不良反应目前仍无有效的治疗和预防方法，使其成为具有神经毒性的化疗药物主要的剂量限制因素之一。在乳腺癌辅助化疗中，紫杉类药物的外周神经毒性较为明显，主要表现为感觉周围神经病变，即肢端（手指、脚趾常见）轻度麻木和感觉异常，出现时间较早。多西他赛也有发生严重的神经毒性的报道。化疗结束后可恢复，恢复期可能＞1年。可应用营养神经药物减轻症状。

化疗诱导的认知功能改变在乳腺癌辅助化疗患者中也受到重视，有些患者甚至在化疗结束后1年仍有认知困难。

5. 内分泌系统　目前乳腺癌综合治疗后，预后相对较好，生存期较长，因此关注生存率的同时，生活质量的改善逐渐得到人们的重视。化疗对卵巢功能的损害个体差异很大，化疗致闭经（CIA）的发生率为20%～100%，停止化疗后只有12%～20%的患者可恢复卵巢功能。

化疗引起卵巢受损的程度与患者年龄有关：CIA发生率与年龄呈正相关，CIA发生的时间和月经恢复率与年龄呈负相关，这与卵巢储备功能有关。

对卵巢功能损害最大的药物有环磷酰胺，较小的有5-Fu和甲氨蝶呤，对卵巢损害不明确的有多柔比星等蒽环类药物、铂类和紫杉类。

随着肿瘤微残留检测技术以及卵母细胞体外成熟技术的发展，对于育龄期乳腺癌患者生育力的保存措施中，卵巢组织冷冻保存及再植有望成为金标准。

6. **其他系统** 泌尿系统的毒性反应和不良反应有蛋白尿、少尿或无尿，有时会发生血尿。在用药前和用药过程中要定期检查肾功能，发现问题，及时治疗。

对呼吸系统有毒性反应和不良反应的化疗药物可引起急性化学性肺炎和慢性肺纤维化，甚至出现呼吸衰竭。化疗期间应定期检查肺部情况，发现肺部毒性反应，立即停药并用激素治疗。

含蒽环类或紫杉类方案辅助化疗后大部分患者会出现脱发，也可能出现皮肤红斑、皮疹和色素沉着。无须特殊处理，化疗结束后会出现好转或消失。

少数药物会发生速发性过敏反应，因此常规给予预处理，如多西他赛和紫杉醇化疗前后常规预防应用激素，防止过敏反应发生。

7. **化疗期间静脉管理** 乳腺癌患者进行的腋窝淋巴结清扫术，会对患侧上肢的淋巴和血液回流产生明显的影响。为了最大限度减少患侧上肢淋巴水肿的发生率，患侧上肢一般是禁止静脉输液的，而下肢静脉血流较慢，且容易发生静脉血栓，也不能作为化疗药物输注使用。而在健侧上肢长期输注化疗药物，会造成血管严重受损，化疗药物会渗漏到血管外、皮下，引起疼痛、肿胀及局部组织坏死。所以静脉给药时，力争找到较好的血管，切勿使药物外渗，可在完成静脉穿刺后先用生理盐水 20 毫升试验性注射，待药物不外漏，固定在血管内后再接上化疗药物。如果药液已经外渗，应立刻停止输液，抬高肢体，保留针头，回抽外渗药物，或行局部封闭治疗。拔除针头后立即进行冷敷，然后每天局部热敷或硫酸镁湿敷。

原则上，术前新辅助和术后辅助化疗的患者可以选用经外周置入的中心静脉导管（PICC），术后辅助化疗的患者也可以在手术结束后立即置入植入式静脉输液（PORT），双侧乳腺癌、晚期或术后复发患者最佳的输液工具为输液港。

为了预防及减少导管相关并发症的发生，针对其并发症制订了相关指导意见：

（1）预防静脉炎：通常可根据具体情况采取湿敷、湿热敷或药物的方法及适当的运动如握拳。

（2）防止导管堵塞：按照规定的间隔时间采用生理盐水冲管及稀释肝素液封管。细胞毒性药物输注前，应抽回血以确定导管是否通畅。如果抽血时导管不通畅，应高度怀疑导管堵塞、纤维蛋白鞘的发生、导管异位。为了减少中心静脉导管堵塞的发生，建议使用无针正压接头。

（3）防止导管断裂：在进行 PICC 冲管及封管时，必须使用 10 毫升以上的注射器。应尽量使用整合型 PICC 导管。

（4）导管保留时间推荐为 1 年。

放疗

（一）一肿瘤放射治疗是什么？

肿瘤放射治疗（简称肿瘤放疗）就是用放射线治疗肿瘤。放射治疗已经历了一个多世纪的发展历史，在伦琴发现X线、居里夫人发现镭之后，很快就分别用于临床治疗恶性肿瘤，直到目前放射治疗仍是恶性肿瘤重要的局部治疗方法。大约70%的癌症患者在治疗癌症的过程中需要用放射治疗，约有40%的肿瘤可以用放疗根治。放射治疗在肿瘤治疗中的作用和地位日益突出，已成为治疗恶性肿瘤的主要手段之一。放射治疗几乎可用于所有的癌症治疗，对许多肿瘤患者而言，放射治疗是唯一必须用的治疗方法。

人们对放疗感觉陌生，即使非放疗科的医生对放疗也不是十分了解。主要原因就是人们总是把放疗与核辐射、核弹联系在一起，认为放疗是一种可怕的治疗方式。其实，任何治疗手段都是一把双刃剑，用得好是治病，用不好就会带来更多的不良反应。放疗只是将科学地、合理地、可控地利用放射线来为患者服务的治疗手段，它是一个科技含量极高的专业，需要有专门的放疗科医师、物理师、技师以及相配套的其他人员。放疗科医师在其中起主导作用，负责患者整个治疗过程及治疗后随访。其次是由于放疗技术复杂、设备昂贵，它的操作和维护都需要专业的高技术人才，且放疗设备昂贵，需要大量的资金和人力的投入。

1. 常用放疗源和设备　放射治疗设备多种多样，射线性质各不相同，合理选择治疗方法和安全有效的照射剂量是放射治疗的关键。

放射治疗最常应用的射线有高能X线、β线和γ线。直线加速器可产生高能X射线、β射线，分别适宜于深部和表浅病变的治疗。γ射线是由放射性核素（如^{60}Co等）核衰变过程中产生。不同的病变情况，需要使用不同治疗装置。

钴源治疗机是20世纪50—60年代国内最常用的放疗设备，可产生穿透能力较强的γ射线用于体外照射。应用多源聚焦原理制造的^{60}Co治疗机亦称为γ刀，主要适用于局部小体积的圆形肿瘤。

医用直线加速器是20世纪70年代以来国际上最常用的体外照射治疗设备，可产生均一能量的X线和β线（电子线），适用于各种不同深度病变的治疗。20世纪90年代以来，医用加速器在功能上有了极大的拓展，精度显著提高。

2. 现代精确放疗技术

（1）三维适形放疗技术（3DCRT）：指通过三维治疗计划系统设计，以直线加速器为照射源，用多叶光栅或不规则铅挡块来实现的照射范围与肿瘤形状完全一

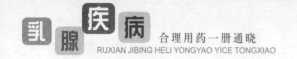

致的照射技术。可用于全身各个部位的实体肿瘤治疗。

（2）调强放疗技术（IMRT）：是在适形放疗基础上，通过逆向治疗计划设计，以全程计算机控制的直线加速器和电动多叶光栅实现照射剂量的理想化分布的照射技术，也称为适形调强放疗。

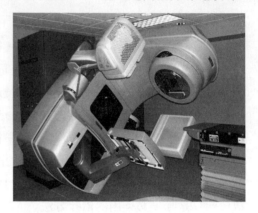

最常见乳腺癌放疗外照射设备为医用直线加速器（如图所示），这种机器通过发射 X 线或 β 射线（电子线）照射靶区。在治疗过程中，机器会发出"嗒嗒"的轻微音，整个治疗过程一般需要 10 分钟左右，如果为电子线照射，时间会更短。

（二）哪些患者需要做放射治疗

1. 早期乳腺癌保乳手术后的放射治疗

（1）适应证：几乎所有保乳手术患者，包括各种类型的浸润性癌、原位癌早期浸润和导管原位癌的患者，无论腋窝淋巴结阳性或阴性，均应给予术后放疗。对于年龄大于 70 岁、$T_1N_0M_0$（肿瘤 < 2cm，无淋巴结转移和远处转移）、手术切缘阴性且雌激素受体（ER）阳性的患者，放疗获益尚有争议，需个体化治疗。如果患者有随诊条件，可考虑术后单纯内分泌治疗，不做术后放疗。

（2）放疗开始时间：对于保乳术后先进行放疗者，手术切口愈合后尽可能在 6 周内开始放疗，术后放疗可考虑做适形调强放疗。

（3）照射部位选择及剂量

①腋窝未做解剖或前哨淋巴结阳性而未做腋窝淋巴结清扫者，需照射乳腺 / 胸壁、同侧腋窝、同侧锁骨上和腋顶。

②腋窝已做解剖者，如果腋窝淋巴结阴性，或腋窝淋巴结转移 1～3 个且腋窝清扫彻底（腋窝淋巴结检出数 ≥ 10 个），不必做腋窝淋巴引流区的照射，只照射乳腺 / 胸壁。

③腋窝淋巴结转移 ≥ 4 个，或腋窝淋巴结转移 1～3 个但腋窝清扫不彻底（腋窝淋巴结检出数 < 10 个），需照射乳腺 / 胸壁、同侧锁骨上和腋顶。

④照射剂量：处方剂量（DT）50Gy，每次 2Gy，周一至周五治疗，周末休息，瘤床使用电子线补量 10～16Gy（5～8 次）。

2. 乳腺癌根治术或改良根治术后放疗

（1）适应证：对术后全身治疗包括化疗和（或）内分泌治疗者，具有下列高危因素之一，需考虑术后放疗。

①原发肿瘤≥ 5cm，或肿瘤侵及乳腺皮肤、胸壁。

②腋淋巴结转移≥ 4 个。

③腋淋巴结检出总数≤ 10 个，且腋淋巴结转移 1~3 个。

④切缘阳性 / 切缘近（＜ 1mm）。

（2）术后放疗照射部位及剂量

①锁骨上 / 腋顶野

a. 照射野上界：环甲膜水平。

b. 下界：与胸壁野上界相接，即第一肋骨下缘水平。

c. 内界：体中线至胸骨切迹水平沿胸锁乳突肌的内缘。

d. 外界：肱骨头内缘。

e. 照射剂量：DT50Gy/5 周 /25 次，可应用电子线和 X 线混合线照射以减少肺尖的照射剂量。

②胸壁野

a. 照射野上界：锁骨头下缘，即第一肋骨下缘。

b. 下界：乳腺皮肤皱褶下 2 厘米。

c. 内界：体中线。

d. 外界：腋中线或腋后线。

e. 照射剂量：应用电子线照射，全胸壁 DT50Gy/5 周 /25 次。常规全胸壁垫补偿物 DT20Gy/2 周 /10 次，以提高胸壁表面剂量。对胸壁较厚或胸壁厚度明显不均的患者，采用 X 线切线野照射，照射时胸壁垫补偿物同电子线照射。常规应用 B 超测定胸壁厚度，并根据胸壁厚度调整填充物（组织补偿物）的厚度，并确定所选用电子线的剂量，减少对肺组织和心脏大血管的照射剂量，尽量避免产生放射性肺损伤。

③腋窝照射：对未做腋窝淋巴结清扫，或腋窝淋巴结清扫不彻底者，在模拟机下设锁骨上腋窝联合野（与胸壁野衔接），锁骨上腋窝联合野的剂量按皮下 3 厘米计算，腋窝剂量由腋后野补足 DT50Gy。

a. 锁骨上和腋窝联合野

照射野靶区：包全锁骨上和腋窝区，与胸壁野衔接。

照射剂量：6MV-X 线，锁骨上区 DT50Gy/5 周 /25 次。锁骨上区肿瘤深度以皮下 3 厘米计算。腋窝深度根据实际测量计算，欠缺的剂量采用腋后野补量至

DT50Gy。

b. 腋后野

照射野靶区

上界：锁骨下缘。

下界：腋窝下界。

内界：胸廓内侧缘。

外界：肱骨内缘。

照射剂量：6MV-X 线，补量至 DT50Gy/5 周 /25 次。

3. 乳腺癌根治术或改良根治术后局部区域复发的放疗 乳腺癌根治术或改良根治术后出现胸壁单个复发，手术切除肿瘤，然后放疗；如果手术无法切除，应先给予放疗。既往未做过放疗的患者，放疗范围应包括全部胸壁、锁骨上或腋窝淋巴结区域。如腋窝或内乳淋巴结无复发，无须照射腋窝和内乳区。放疗剂量为预防部位 DT：50Gy/5 周 /25 次；复发部位缩野补量至 DT：60 ～ 66Gy/6 ～ 6.5 周 /30 ～ 33 次。既往做过放疗的患者，必要时设小野局部照射。

4. 局部晚期乳腺癌的放射治疗

（1）局部晚期乳腺癌的病情评估：局部晚期乳腺癌的定义目前还没有统一，通常是指Ⅲ期乳腺癌，通常是指乳腺和区域淋巴结引流区存在肿瘤侵犯，但尚无远处转移的一组病变，包括乳腺皮肤广泛浸润、溃疡、水肿、卫星结节，肿瘤与胸壁固定，腋窝淋巴结融合成团、固定或锁骨上下区淋巴结转移或内乳淋巴结转移。

炎性乳腺癌（inflammatory breast cancer，IBC）在临床上被定义为局部晚期乳腺癌的一个亚型，是一种独特的、临床少见的、预后差的乳腺恶性肿瘤，临床症状类似急性乳腺炎，该病多见于中青年女性，病情进展迅速，临床表现为乳腺皮肤红斑、水肿（橘皮征）、乳腺硬化、发热及不对称增大。炎性乳腺癌是一个临床诊断名称，不是一个独立的病理诊断类型，其与急性炎性反应相似，病理学上 IBC 不具有特定的组织学类型，但通常显示为高组织学分级和核分级，以及较非 IBC 更显著的血管淋巴管侵犯。其病理分型可为浸润性导管癌、小叶癌、髓样癌和黏液癌等，与非炎性反应性乳腺癌相比较，IBC 以淋巴结转移为主，较早出现腋窝淋巴结转移，是局部晚期乳腺癌中预后最恶劣的一类。IBC 多表现为雌激素受体（ER）和孕激素受体阴性（PR），以及人表皮生长因子受体 -2（Her-2）蛋白过表达或基因扩增。

（2）局部晚期乳腺癌的治疗原则：过去局部晚期乳腺癌单一的局部治疗模式的治疗效果很差，有时单独手术还可能促进病变扩散，术后短时间内就出现广泛的胸壁复发，甚至形成"铠甲状"癌，更增加了患者的痛苦，因此不宜单独手术。目前对于局部晚期乳腺癌合理的治疗方案应包含化疗、放疗、手术治疗及生物治疗在内的综合治疗。现学者多主张先采用新辅助化疗，其主要目的在于：对不适合手术治疗的局部晚期乳腺癌患者降低分期，使手术成为可能；对部分可手术的患者提高保乳手术的可能性和成功率；获得早期肿瘤生物学特性及对化疗药物的敏感性资料。目前，普遍采用的治疗方案为先给予新辅助化疗 3～4 周期，然后做局部治疗（手术、放疗或手术＋放疗），最后再给予辅助性化疗。

5. 晚期转移性乳腺癌的放疗原则

对于晚期转移性乳腺癌，可采用姑息放疗，特别是对于有症状的转移病灶如骨转移、脑转移、脊髓转移、肺转移、胸壁转移等放疗是首选的治疗方法。姑息性放疗：一是减轻症状；二是控制肿瘤预防肿瘤生长压迫引起的并发症，如脊髓压迫引起的瘫痪或承重骨骨皮质破坏引起的骨折等。选择姑息性放疗时，应考虑到患者在姑息性治疗后生存期的长短。如治疗后生存期很短，就不一定要采用放射治疗，可用其他更为简便的方法来治疗；不能因治疗而产生不良反应，加重患者的痛苦，治疗期限应尽可能缩短，减少因往返医院给患者带来的不便。照射剂量和剂量分割方式应根据照射范围、周围正常组织的耐受性和患者的病情而定。一般来讲，患者预计生存期较长时，应通过较小的分次剂量给予较高的总剂量；对于病变进展较快的患者，争取在较短时间内完成放疗，总剂量达到姑息减症目的即可，尽量避免高剂量照射引起的不良反应。

脑转移是直接威胁乳腺癌晚期患者生命的危急症。全脑照射控制乳腺癌脑转移的总有效率达 66%，放疗可以有效地控制肿瘤进展，减轻症状。全脑照射对控制小的多发转移灶和亚临床病灶也有效。但全脑照射需考虑到放疗对正常脑组织可能引起的晚期损伤，单次照射剂量不易过大，以 2～2.5Gy 为宜，总量 30～40Gy 后，可以视情况缩野或用立体定向放疗技术对个别残存病灶补量照射。转移灶单发或少发患者，也可以选用三维立体定向放疗（γ 刀或 x 刀）。骨转移是乳腺癌最常见的转移部位，尸检发现乳腺癌的骨转移率高达 85%，骨疼痛、病理性骨折和神经脊髓受压迫最常见的并发症。放疗是控制骨转移并发症最好的治疗方法，放疗缓解骨疼痛的有效率高达 86%，85% 的患者接受 3～7Gy 照射后即可缓解疼痛。对于全身广泛性骨转移的患者半身照射技术或放射性核素与体外照射相结合的方法可获得较好的镇痛效果。放疗不仅可控制疼痛而且还可以减少病理性骨折的危险。患者脊椎及股骨等负重部位骨转移应及时放疗。累及乳腺、胸壁或臂丛神经的软组织病变，放疗可以镇痛、缩小肿瘤、促进肿瘤创面愈合。对于化疗无效而又无法手术的患者，放疗有很好地减轻症状，改善生存质量的效果。

（三）放射治疗前需要哪些准备工作

1. 患者及患者亲友的思想准备　包括病情、治疗方案、预后、治疗中及治疗后可能发生的反应及晚期反应等，签订知情同意书。

2. 医疗上的准备　如纠正贫血、脱水、控制感染等。

3. 放射治疗过程。

（四）放射治疗有哪些不良反应及治疗对策？

1. 疲劳　放疗的第一不良反应是疲劳。疲劳可影响患者的生活质量。医护及家属应对患者实施心理护理及心理疏导，建议患者保证足够的睡眠，散步等轻度锻炼以提高精力。

2. 急性放射性食管炎　多发生在锁骨上野照射放疗 7～15 天，临床表现为吞咽时胸骨后疼痛，出现上述情况需及时告知医护人员，注意观察生命体征有无变化，必要时给予对症治疗，安慰患者不要紧张，进食时多在床边进行心理安慰及鼓励。建议进软食，不进刺激性食物，疼痛厉害时，饭前可含利多卡因，地塞米松 0.25 毫克，3 次 / 天含化，一般 5～7 天临床症状大部分消失。

3. 食欲缺乏　患者感到没有胃口时，可提出以下建议：如随时进食，少食多餐，多吃高蛋白及富含维生素的软食、可在食谱中加入患者平时喜欢吃的食物，喝牛奶代替喝水，也可在饮料中加入奶粉、酸奶、蜂蜜或液状补品。

4. 皮肤损伤　照射区皮肤早期可发红、发痒、疼痛，红斑、脱皮，护理不当可造成局部破溃、渗液，继发感染；晚期皮肤损伤为色素沉着、萎缩、深部纤维化。肿瘤患者放疗期间一般以紫色标记画出治疗部位，照射野皮肤要保持清洁，避免物理和化学刺激，治疗期间患者可使用淋浴快速冲洗照射野皮肤，但照射野禁止直接使用肥皂，不可擦洗，应避免阳光直接照射、强风、过热或过冷。治疗结束后，可用乙醇轻轻擦去紫色画线。患者内衣要柔软宽松。皮肤可出现不同程度的色素沉着、红斑、干性脱屑、瘙痒、局部渗出等不良反应时，要严密观察，对于皮肤瘙痒的患者可用手轻拍瘙痒部位，切勿用手抓，局部渗出性皮肤反应的，可暴露皮肤损伤区，使其干燥愈合。放疗结束后皮肤会逐渐恢复正常

5. 骨髓抑制　未成熟中性粒细胞和血小板前体细胞是快速分裂细胞，对放疗敏感。放疗期间要定期检查血常规。如果中性粒细胞和血小板低于安全水平应延迟放疗。因中性粒细胞减少可引起感染，护士需观察患者的感染体征和体温。如果白细胞计数较低，需避免与人群和其他患者接触，外出时戴口罩，病房每日用紫外线消毒 2 次。注意饮食卫生：如果有血小板减少，应密切观察患者皮肤、黏膜、尿和大便有无出血情况，如果血小板低于 5×10^9 / L 应报告医生对症处理。

6.放射性肺损伤　急性放射性肺炎是危害性较大的并发症。可引起气短、咳嗽和呼吸困难。如果患者在放疗过程中及放疗结束后一段时间内出现呼吸困难等症状，需及时就诊，可能是因为出现放射性肺炎。放射性肺炎的治疗主要是用抗生素及肾上腺皮质激素。

内分泌治疗

随着乳腺癌综合治疗理念的日渐成熟，手术、放化疗、内分泌治疗和分子靶向治疗等综合治疗在临床广泛推广应用，使得乳腺癌患者的存活期得到了明显的延长。其中内分泌治疗是乳腺癌全身治疗的重要手段之一，是乳腺癌不同于其他大多数恶性肿瘤一种治疗方法，已获得良好的临床效果。

（一）什么是乳腺癌的内分泌治疗

乳腺癌内分泌治疗就是通过手术或者药物等手段影响或改变患者的内分泌系统激素环境，进而达到阻止或抑制乳腺癌生长和转移的一种治疗方法。由于乳腺癌是一种激素依赖性肿瘤，癌细胞的生长受到体内多种激素的调控。其中，雌激素在大部分乳腺癌的发生、发展中起着至关重要的作用，内分泌治疗就是通过降低体内雌激素水平或抑制雌激素的作用，达到抑制肿瘤细胞的生长。雌激素主要由卵巢分泌，因此最早的内分泌治疗由切除卵巢开始，但由于手术并发症，特别是卵巢切除术后，产生一系列的症候群；近年来随着分子生物学的研究进展，以三苯氧胺为代表的激素受体调节药的广泛应用，使得手术内分泌治疗已很少采用。现在的乳腺癌内分泌治疗主要指应用药物内分泌治疗。

（二）乳腺癌内分泌治疗的发展历史

乳腺癌的内分泌治疗距今已有100多年的历史，双侧卵巢切除去势术、三苯氧胺标准地位的确立、第三代芳香化酶抑制药在临床广泛应用，成为乳腺癌内分泌治疗的3个重要标志阶段。

1896年，苏格兰外科医生Beatson为2例晚期复发乳腺癌患者实施了双侧卵巢切除术后发现复发肿瘤病灶消失，因此他首次提出了乳腺癌与卵巢内分泌功能之间的密切关系，自此揭开了乳腺癌内分泌治疗的序幕。此后，又相继开展了肾上腺切除术、脑垂体摘除术来降低乳腺癌患者体内的雌激素水平，但这几种手术后带来严重的并发症，逐渐为人们所丢弃。尔后利用放射照射使卵巢失去功能（放射去势术）在临床广泛应用，使患者避免了手术痛苦的同时也使卵巢去势更加方便，从而使内分泌治疗受更多患者的接受。双侧卵巢切除术（手术/放射），由于

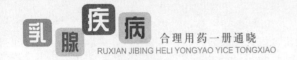

可治疗晚期乳腺癌患者，并显著降低绝经前早期乳腺癌患者的复发率和病死率，目前仍成为内分泌治疗选择之一。但由于手术并发症，特别是卵巢切除术后，卵巢功能的不可逆，可产生一系列的症候群，如：闭经、骨质疏松、血脂升高、心血管并发症的危险性增加等；放射治疗作为卵巢去势也因照射部位的偏差、照射剂量难以把握、易发生盆腔放疗后并发症等。加之近几年来，抗雌激素的药物不断出现，故通过手术或放射来抑制卵巢功能进而降低内源性雌激素水平的方法，目前已很少采用。而应用促黄体激素释放激素（LH-RH）类似物进行药物性去势，越来越成为乳腺癌患者的新选择。

20世纪70年代，三苯氧胺的问世成为乳腺癌内分泌药物治疗的里程碑。三苯氧胺具有激动和拮抗雌激素的双重作用，是最有效，且运用时间最长久的一线内分泌治疗药物，属于第一选择性雌激素受体调节药。三苯氧胺在乳腺组织中产生雌激素的拮抗作用，而在子宫和骨组织则产生类雌激素样作用。大剂量的三苯氧胺体外可直接杀死雌激素受体阳性的乳腺癌细胞。三苯氧胺的分子结构类似于雌激素，可以与乳腺癌细胞表面的激素受体结合，从而阻止体内正常雌激素和孕激素与受体的结合。这样，癌细胞无法接受激素的刺激，肿瘤停止生长。

20世纪90年代，第三代芳香化酶抑制药和促黄体激素释放激素（LH-RH）类似物先后研制成功，使乳腺癌内分泌治疗进入一个新时代。第三代芳香化酶抑制药在临床上广泛应用于绝经后乳腺癌患者的术后辅助治疗，其代表药物如来曲唑、阿那曲唑及依西美坦，前二者属于非甾体类，依西美坦属于甾体类。与第一、二代芳香化酶抑制药相比，具有作用及选择性更强、疗效更好、不良反应更轻的优点，尤其对于绝经后乳腺癌患者疗效优于三苯氧胺，耐受性更好，且没有子宫内膜癌的远期风险。促黄体激素释放激素（LH-RH）类似物的出现，开辟了乳腺癌辅助治疗的新途径，实现了用药物可逆性控制卵巢功能。该类药物包括戈舍瑞林（商品名诺雷德）和亮丙瑞林。与传统的卵巢去势术疗效相似，克服了手术和放疗去势的缺点，并且卵巢功能抑制是可逆的，更能被绝经前患者所接受。

经过多年的演变，乳腺癌内分泌治疗已经从缺乏针对性的治疗，发展成为一种独立的、依赖激素受体状况来指导临床各期乳腺癌治疗的主要模式。近年来，除了在必要的情况下仍施行卵巢切除外，其他内分泌器官切除已基本不用，代之以药物内分泌治疗。

（三）乳腺癌内分泌治疗的生物学机制

乳腺是一个性特征器官，其正常的生长发育有赖于多种激素协调刺激作用，正常乳腺上皮细胞含有多种激素受体，如雌激素受体（ER）、孕激素受体（PR）、雄激素受体、泌乳素受体等。乳腺发生癌变后，部分乳腺癌细胞可以保留全部或部分激素受体，并具有功能，其生长与增殖也受激素环境的影响，即为激素依赖性肿瘤。相反，肿瘤在癌变过程中，受体保留很少或完全丧失，其生长发育不再受激素的控制与调节，则属于非激素依赖性肿瘤。目前认为，促进激素依赖型乳腺癌生长的主要激素为雌激素。雌激素一方面与乳腺癌细胞核的雌激素受体结合，进而促进癌细胞的增殖和生长。另一方面，雌激素还可以激活乳腺癌细胞膜上的生长因子并通过其他生物信号途径影响肿瘤细胞的分化和增殖。乳腺癌内分泌治疗的机制是改变激素依赖性肿瘤生长所需要的内分泌环境，使肿瘤细胞增殖停止，从而达到抑制或阻止肿瘤细胞增殖、生长，延长患者生存时间并保持较好的生活质量的目的。目前，乳腺癌内分泌治疗主要通过以下几种方式起作用。

1.通过阻断雌激素与乳腺癌细胞上受体结合　如果把受体比成一把锁，那么雌激素就是打开这把锁的钥匙，这把锁打开后就可以使后面一系列的信号传递进行下去而发挥作用，找到一类结构与雌激素相似且与受体结合力更强但无激活受体功效的药物，使之与受体结合从而阻断雌激素作用的发挥，就像用一把不正确的钥匙插入锁中阻碍正确的钥匙来打开锁。在乳腺癌内分泌治疗中这类药物就叫选择性雌激素受体调节药（雌激素竞争抑制药），其代表药物是三苯氧胺（他莫昔芬），三苯氧胺通过在细胞水平阻断雌激素与受体结合而起到抗雌激素作用，从而达到抑制肿瘤细胞生长和阻止乳腺癌细胞增殖分裂作用。三苯氧胺还可导致癌细胞核雌激素受体减少甚至耗竭，最终表现为持久的雌激素拮抗作用。

2.通过减低体内雌激素水平　目前研究发现，对 ER 或 PR 阳性的患者，消除雌激素来源对于乳腺癌的治疗至关重要。绝经前女性体内雌激素主要由卵巢分泌；绝经后由于卵巢功能衰退，雌激素主要在脂肪、肌肉、皮肤等卵巢外器官由雄激素转化而来。对于绝经前患者，由于卵巢切除（用外科手术和射线）术后，卵巢功能的不可逆，可产生一系列的症候群，如：闭经、骨质疏松、血脂升高、心血管并发症的危险性增加等，故通过手术来降低内源性雌激素水平的方法，目前已很少采用。现在我们可以采用药物来达到类似的作用，去势药物（黄体生成素释放激素拮抗药）（LHRH），代表药物：戈舍瑞林、亮丙瑞林。促黄体激素释放激素类似物与垂体促黄体激素放激素受体结合，从而抑制卵巢功能，达到选择性药物垂体切除作用。这类药物作用安全有效，并为可逆性抑制卵巢功能。绝经后患者用芳香化酶抑制药，其代表药物有：阿那曲唑、来曲唑、依西美坦等。芳香化酶是雄激素转化为雌激素的主要限速酶，通过阻断芳香化酶而抑制雌激素的合成是绝经后晚期转移性乳腺癌内分泌治疗较理想的选择。起到减少"钥匙"的作用，因而减少其对癌细胞的刺激作用。

97

3. 通过改变肿瘤细胞雌激素受体功能 使用激素受体调节药使受体激动性或信息传递性能等发生改变从而达到干扰阻碍细胞生长的目的。代表药物有：氟维司群。氟维司群的主要功能是破坏雌激素受体和阻断雌激素和雌激素受体之间的相互作用，因而起到内分泌治疗的作用。与三苯氧胺不同的是，其只有 ER 的拮抗作用而无激动作用，更能有效降低乳腺癌细胞的 ER 及 PR。对内分泌治疗抵抗性和耐药的患者仍然有效。氟维司群可作为一线非甾体类芳香化酶抑制药治疗失败的绝经后进展期乳腺癌患者的治疗选择之一。

（四）乳腺癌内分泌治疗的治疗原则

哪些患者适合作内分泌治疗，目前临床上是通过检测患者乳腺癌细胞的 ER 和 PR，如两者皆阳性或任一为阳性，不论年龄、月经状况，都应该接受内分泌治疗，如两者皆阴性，则不推荐辅助内分泌治疗。

临床上经检测激素受体阳性的乳腺癌患者需内分泌治疗，目前主张化疗联合内分泌治疗，内分泌治疗在化疗结束后进行，可以与放疗同时或放疗后进行，这一方面可以增加化疗效果，另一方面可以提高乳腺癌患者的生存期。内分泌药物的选择除了根据患者的年龄、病灶部位、手术到复发的间隔时间以及受体测定等因素外，还要根据不同药物的作用机制以及不良反应而定。

乳腺癌患者绝经前后内分泌系统功能发生重大变化，体内雌激素环境及产生方式也不同，因此乳腺癌内分泌治疗方案制订需要首先判断是否绝经。目前对绝经的判断标准是：①双侧卵巢切除术后；②年龄小于 60 岁，停经大于 12 个月，没有接受化疗、他莫昔芬、托瑞米芬或接受抑制卵巢功能治疗，且 FSH 及雌二醇水平在绝经后范围内；③年龄小于 60 岁，正在服用他莫昔芬或托瑞米芬，FSH 及雌二醇水平应在绝经后范围内；④年龄大于 60 岁；⑤正在接受 LH-RH 激动药或抑制药治疗的患者无法判断是否绝经；⑥正在接受化疗的绝经前妇女，停经不能作为判断绝经的依据。

1. 绝经前乳腺癌内分泌治疗 我国的绝经前乳腺癌患者较多，绝经前患者由于卵巢功能尚存，雌激素主要来自卵巢，对 ER 或 PR 阳性的患者，消除雌激素来源对于乳腺癌的治疗至关重要。绝经前的患者内分泌药物治疗首选三苯氧胺，也可用药物去势（戈舍瑞林和亮丙瑞林）、必要时外科手术双侧卵巢切除，还包括黄体酮类药物（甲地孕酮）、雄激素（氟甲睾酮）和大剂量雌激素（乙炔基雌二醇）等。

目前，绝经前乳腺癌患者辅助内分泌治疗的原则是：①首选三苯氧胺 5 年；②对于复发风险高且化疗后未导致闭经的患者，可考虑行卵巢去势与三苯氧胺联合应用；③卵巢去势后也可以与第3代芳香化酶抑制药联合应用；④对三苯氧胺有禁忌者亦可以使用卵巢去势治疗；⑤对于月经状态不明的患者及使用化疗闭经的患者，不建议单独使用第3代芳香化酶抑制药，可先使用三苯氧胺。一旦明确判定为绝经，可开始使用芳香化酶抑制药。

2. 绝经后乳腺癌内分泌治疗　绝经后患者由于卵巢功能衰退，雌激素主要在脂肪、肌肉、皮肤等卵巢外器官由雄激素转化而来，芳香化酶是雄激素转化为雌激素的主要限速酶，通过阻断芳香化酶而抑制雌激素的合成是绝经后晚期转移性乳腺癌内分泌治疗较理想的选择。故绝经后乳腺癌患者内分泌治疗首选芳香化酶抑制药。芳香化酶抑制药分为甾体类芳香化酶抑制药和非甾体类芳香化酶抑制药，甾体类代表药物是依西美坦，它通过不可逆地与芳香化酶结合使酶失活；非甾体类抑制药，代表药物有来曲唑、阿那曲唑，可逆地与酶结合，竞争性地抑制酶的活性。

3. 复发转移乳腺癌内分泌治疗　复发转移乳腺癌的治疗目的是延长生存期、提高生活质量。复发转移乳腺癌是否选择内分泌治疗，要考虑患者原发和复发肿瘤组织的 ER 状况、患者年龄、月经状态及患者术后无病间期和复发转移后肿瘤负荷。原则上，进展缓慢的激素反应性乳腺癌患者应首选内分泌治疗，而对疾病进展迅速的复发转移患者应首选化疗。一般遵循化疗和内分泌治疗合理的序贯使用，疾病发展相对缓慢阶段可以序贯应用不同类型的内分泌治疗药物的原则。在肿瘤进展时，可考虑先用化疗，肿瘤控制后再应用以内分泌治疗为主的综合治疗。基于内分泌治疗更适合长期用药的特点，应该尽量延长治疗用药时间，以延长患者的生存期。

目前，对于绝经后复发转移乳腺癌，一线内分泌治疗药物首选第三代芳香化酶抑制药，但不主张联合用药。绝经前复发转移乳腺癌患者应首选化疗，适合或需要内分泌治疗时，可以采取药物性卵巢去势联合应用芳香化酶抑制药。不推荐内分泌药物和化疗药物联合应用。

4. 术前新辅助内分泌治疗　乳腺癌一开始就属于全身性疾病，也就是说许多乳腺癌患者在手术前就有癌细胞离开肿瘤原发灶在身体其他部位形成微小转移灶。所谓新辅助治疗就是在乳腺癌手术前进行一系列辅助治疗，其目的是缩小、软化肿瘤，使一些原本无法手术的患者变得能够手术；并且在癌细胞尚未出现加速增殖状态时，即开始给予全身的药物治疗，从而有效防止微小转移病灶的癌细胞出现加速增殖的目的；同时增加一些原本准备实施根治手术的患者能够获得保留乳房手术的机会。目前，临床上常用新辅助化疗来达到上述目的。新辅助内分泌治疗则用内分泌治疗药物代替新辅助化疗中的化疗药物，与新辅助化疗相比，新辅助内分泌治疗有明显的优势，如毒副反应轻，在围术期间可以持续应用治疗，术前内分泌治疗有效的患者，手术后可以采用同样的药物作为术后辅助内分泌治疗。尤其是不适合化疗的老年患者和一般情况较差的患者，降低了化疗的风险。新辅助内分泌治疗的药物主要包括三苯氧胺和芳香化酶抑制药等。目前，新辅助内分泌治疗的适应证：肿瘤体积大，但可手术或局部晚期不能手术者，且 ER 阳性；年老体虚不适合手术、放疗和化疗的患者。

近年来，虽然新辅助内分泌治疗的理念已越来越多被接受，但由于以下原因：①患者及家属患病后普遍存在渴望尽早手术的心理；②如采用新辅助内分泌治疗，必须在病理确诊后进行雌、孕激素的检测，阳性后方可开展内分泌治疗，这需要一定时间；③术前化疗与内分泌治疗相比，化疗有效率较高，且起效时间短；④据报道，我国妇女激素受体的阳性率占 50% 左右，不能所有患者均进行该疗法治疗。使得目前新辅助内分泌治疗在临床应用方面有较大困难。该领域还有赖于进一步深入研究和发展。

（五）内分泌治疗预防乳腺癌

应用三苯氧胺预防乳腺癌是目前研究的热点，有研究报告，一组非典型增生患者使用三苯氧胺后，与对照组比较乳腺癌患病风险下降88%。但是，三苯氧胺的应用有一定的不良反应，如子宫内膜癌的发生率升高，而且乳腺癌风险的降低仅 ER（+）者，不包括 ER（−）者，由于有一部分人群有家族易受侵性，可能服用三苯氧胺无效。因此，对于预防应用三苯氧胺尚存争议。

（六）内分泌治疗疗效及优、缺点

乳腺癌是激素依赖性肿瘤，长期雌激素刺激会增加乳腺癌复发和转移的风险。以三苯氧胺和三代芳香化酶抑制药为代表的内分泌治疗药物大大降低了激素受体阳性乳腺癌患者的复发率和病死率。各类各期乳腺癌内分泌治疗的疗效各不相同，综合各家报道，总的来讲有比较好的疗效，未经雌激素受体检测的病例内分泌治疗的有效率约为30%；ER 阳性患者的有效率为 50%～60%；ER、PR 双阳性者高达70%；若 ER、PR、PS2 蛋白表达均为阳性，内分泌治疗的敏感性更高，但有效率都达不到100%；ER 阴性患者的有效率仅为 5%～8%；部分 ER 阳性，但内分泌治疗却无效的原因可能与 ER 发生突变、癌细胞中除 ER 以外还存在其他激素受体甚至一种肿瘤存在两种不同的细胞群等有关。

乳腺癌内分泌治疗的优点有：①毒副反应轻，对正常组织无明显损害，可有效保证患者的生活质量；②均为口服药物，使用方便；③交叉耐药少，复发的患者仍有效；④中位缓解期（MS）12～18个月，明显优于化疗的6～8个月；⑤内分泌治疗的病情稳定（SD）病例，虽然肿瘤并未很快缩小，但可获得与CR或PR相仿的缓解期和生存期。

乳腺癌内分泌治疗缺点有：①起效时间长，一般需3～6个月才能判断疗效；②乳腺癌内分泌治疗可以封闭雌激素，因此它会造成类似于绝经期的一些症状，例如潮热、月经周期改变、阴道干燥等；③芳香化酶抑制药和卵巢功能抑制治疗（LHRH类似物等）均可导致骨质丢失，引起骨密度下降或骨质疏松；④内分泌治疗还可以影响肝的脂肪代谢等；⑤芳香化酶抑制药可能造成潮热、恶心、便秘、腹泻、胃痛、头痛、背痛、肌肉痛和关节痛等；⑥三苯氧胺可造成潮红、恶心、阴道出血和分泌物增多、阴道瘙痒、月经失调、子宫内膜增厚及子宫内膜癌的发生率升高、血栓形成，偶有发生眼科并发症报道。

（七）展望

乳腺癌内分泌治疗给患者带来了较高的临床获益，它与化疗、放疗等辅助治疗手段享有同等重要地位，是综合治疗乳腺癌的重要环节之一。随着乳腺癌治疗新药的不断问世以及用药方法和技巧的成熟，内分泌治疗乳腺癌的价值越来越受到重视。今后，在以下几方面还有待解决和进一步研究探索：①能否进一步提高疗效；②与分子靶向治疗联合的应用及其他联合治疗方案；③各种治疗方案之间的相互影响以及序贯；④新的内分泌药物研制及更加合理药物选择和用药方案；⑤激素依赖性肿瘤的生长、增殖机制。随着对内分泌治疗药物作用机制的深入研究和大规模临床研究的证实，激素受体阳性乳腺癌的内分泌治疗疗效将不断提高。内分泌治疗将使更多的乳腺癌患者获得临床受益。

 分子靶向治疗

多年来，医学界一直在寻找新的治疗手段和方法，以满足乳腺癌患者既要达到好的治疗效果，又要提高生活质量的要求。传统的治疗手段和方法均对肿瘤细胞作用的针对性和选择性不强，在对肿瘤细胞起杀伤抑制的同时对机体正常细胞产生同样的杀伤作用，也就是造成"杀敌一千，自损八百"的局面，这也是这些治疗所产生毒副作用的主要原因。对肿瘤细胞与正常细胞之间的差异方面进行大量的研究，寻找和探索新的抗肿瘤药物，以求达到只对肿瘤细胞起到杀伤或抑制作用，而对正常细胞没有影响，使得抗肿瘤治疗的疗效增加、毒副作用减少的目的。近年来，随着对癌细胞发生、发展分子机制的深入了解，人们发现了恶性肿瘤可以攻击的靶点，高效低毒的靶向治疗成为乳腺癌治疗的重要策略。

（一）什么是乳腺癌分子靶向治疗

分子靶向治疗又称"生物导弹治疗"，这种治疗方式类似导弹精确打击，不同方式的靶向位点就像导弹不同的制导方式，而对不同靶点的检测就像雷达捕获目标。乳腺癌的分子靶向治疗是指在细胞分子水平上，通过分子技术和单克隆抗体的技术针对乳腺癌细胞的特殊位点（一个蛋白分子或一个基因片段）设计相应的抗肿瘤药物，药物在体内能选择性与肿瘤细胞上相应的位点结合，发挥作用导致肿瘤细胞的死亡、凋亡或生长抑制，而肿瘤周围的正常组织细胞不能与药物结合不会造成损伤，从而达到抑制肿瘤或者杀灭肿瘤细胞而又不损伤正常细胞的目的，这就是我们理解当中的选择性靶向治疗。靶向治疗的最大特点就是利用肿瘤细胞表达、正常细胞很少或不表达的特定基因或基因的表达产物，形成相对或绝对靶向，最大程度杀灭肿瘤细胞，目前已经成为乳腺癌治疗领域的研究热点。

（二）乳腺癌靶向治疗的研究现状

近年来，随着分子生物学技术的发展，从分子水平上对肿瘤的发生和发展有了深入的认识，针对关键基因、细胞受体和调控分子为靶点的靶向治疗在临床上得到越来越广泛的应用，乳腺癌的分子靶向治疗取得了令人瞩目的进展，是乳腺癌治疗研究最为活跃的领域，并有可能成为今后乳腺癌药物研究的主要方向。目前靶向治疗的研究主要有以下3个方向：一是蛋白靶向，各种单抗、配体或激素等蛋白介导的靶向肿瘤治疗；二是细胞靶向，用溶酶素来选择性地杀伤肿瘤细胞；三是基因靶向，基因治疗领域内各种靶向性医疗策略的应用。其中基因靶向是目前研究的热点，也是目前临床上应用最成熟的靶向治疗。尤其在针对人表皮生长因子受体（Her）家族、血管内皮生长因子、细胞增殖通路、凋亡通路等为靶点的乳腺癌靶向治疗方面取得很大突破和进展。

1. 以人表皮生长因子受体（Her）为靶点的靶向治疗　人表皮生长因子是由受体1—4组成的家族（包括受体Her1、Her2、Her3和Her4），它们可以与很多种配体结合活化，受体与相应的配体结合后，受体自身被活化并产生一系列的生物学信号，促进细胞的分裂增殖及抗凋亡，从而导致肿瘤细胞无限性生长。目前针对乳腺癌细胞中Her受体的靶向治疗有以下几种。

（1）以Her2受体为靶点：Her2（c-erbB2）受体是由原癌基因编码的Her2受体，是表皮生长因子受体家族的一员，称为人类表皮生长因子2。Her2是一种具有酪氨酸激酶活性的跨膜蛋白，是乳腺癌重要的生物学标志，Her2在乳腺癌细胞的生长、发育、分化中发挥着重要的作用，在20%～30%的晚期乳腺癌的癌组织中有Her2受体基因的过度表达。研究发现，在Her2阳性的乳腺癌细胞内，Her2基因大量扩增，导致 Her2 蛋白成百倍的过表达，在缺乏配体的情况下，过度表达的细胞表面受体可自行聚合使其激活，导致细胞增殖周期变短，恶性表现增强以及抗凋亡等，从而引起癌细胞分裂失控，浸润性生长。已明确其为乳腺癌的预后指标和药物治疗效果的预测指标，Her2 过表达与乳腺癌的复发和生存相关，Her2 阳性的乳腺癌患者进展快、早期转移、预后差（包括无病生存期及总生存期显著缩短）、肿瘤细胞的侵袭性增加以及对内分泌治疗和化疗产生耐药。Her2 基因在乳腺癌细胞中的显著高表达，使其成为转移性乳腺癌理想的治疗和诊断的靶点。目前，针对 Her2 为靶点设计的乳腺癌靶向治疗代表药物是曲妥珠单抗（赫赛汀），在 Her2 阳性的早期和晚期乳腺癌治疗中收到了良好的效果。新一代的抗 Her2 靶向治疗药物包括拉帕替尼（Lapatinib）、曲妥珠单抗 -DMl（T-DMl）、帕妥珠单抗（Pertuzumab）等。

①曲妥珠单抗（赫赛汀）：曲妥珠单克隆抗体（商品名为赫赛汀）是第 1 个针对 Her2 阳性转移乳腺癌进行的肿瘤基因靶向治疗的药物，赫赛汀是一种重组衍生的人源化单克隆抗体，选择性地作用于 Her2 受体的细胞外部位，其在 Her2 过表达的乳腺癌患者的解救治疗、新辅助和辅助治疗中都起重要作用。研究发现，赫赛汀通过以下机制发挥抗肿瘤的作用：抑制 Her2 与 Her1、Her3 或 Her4 形成异质二聚体，减弱细胞生长信号的传递；介导 Her2 受体的内吞降解以减少细胞表面 Her2 受体的密度，抑制肿瘤的进一步生长；通过诱导 P27 和 P130 蛋白，大量减少 S 期的肿瘤细胞数目；下调细胞表面的 Her2 蛋白，大量减少血管内皮生长因子的产生；通过介导对过度表达 Her2 肿瘤细胞的抗体介导的细胞毒性作用（ADCC）和补体介导的细胞毒作用（CDC）抑制肿瘤生长。已获得循证医学证据，Her2 过表达的乳腺癌患者给予赫赛汀辅助治疗能使复发风险下降 39%～ 52%，可明显延长患者的无病生存期和总生存期。赫赛汀最严重的毒副作用是增加了心功能障碍的危险性，但多数心脏毒性可通过一般的治疗手段或停药后而得以缓解。赫赛汀作为一种靶向性基因治疗药物，为 Her2 阳性的乳腺癌患者提供了重要的临床疗效，这些疗效大大超过了传统的细胞毒化疗药物，是目前较成功的靶向治疗的范例。因此，2013 年，NCCN 治疗指南都将赫赛汀列入 Her2 阳性乳腺癌一线治疗的推荐药物。

②拉帕替尼（Lapatinib）：拉帕替尼是 Her1 和 Her2 两个受体的小分子抑制药，是一种新型的口服酪氨酸激酶抑制药，可以同时抑制 Her1 和 Her2。临床研究显示，拉帕替尼通过降低 Her1 和 Her2 同型二聚体或异二聚体的酪氨酸激酶磷酸化，阻断 Her1 信号传导，进而抑制 Her1 或 Her2 过表达的乳腺癌细胞生长，并诱导其凋亡。拉帕替尼是对 Her2 阳性乳腺癌治疗有效的靶向治疗药物。它与曲妥珠单抗无交

又耐药，且相对于曲妥珠单抗，其结构为小分子，能透过血脑屏障，对乳腺癌的脑转移有极大的预防和治疗作用。拉帕替尼和曲妥珠单抗联合治疗相比拉帕替尼单独治疗曲妥珠单抗治疗失败的 Her2 阳性转移性乳腺癌，能明显延长无进展生存期（PFS）。拉帕替尼是在赫赛汀之后，Her2 阳性乳腺癌治疗的新一代靶向药物。

③曲妥珠单抗 -DMl（T-DMl）：T-DM1 是化学药物美坦辛与曲妥珠单克隆抗体通过 MCC（一种结直肠癌的突变蛋白）偶连在一起的一种新型抗 Her2 药物，它是将靶向药物与细胞毒药物耦联为一个整体，在靶向药物的驱动下更好地发挥靶向杀伤肿瘤细胞的作用。T-DM1 既保留了曲妥珠单抗对 Her2 阳性乳腺癌高效的靶向性，又携带细胞毒药物美坦辛进入肿瘤细胞中抑制微管形成，是一种融合了 Her2 抗体和抗微管药的新型靶向药物。目前，针对初始治疗失败 HER2 阳性的乳腺癌患者，T-DM1 在临床试验中取得较高的疗效，有效率在 41% 左右。T-DM1 以低毒、高效成为一种新的标准治疗药物，最常见的Ⅲ、Ⅳ度毒副作用为血小板减少和低钾血症。2013 年 2 月，美国 FDA 已批准 T-DMl 用于初始曲妥珠单抗联合多西紫杉醇治疗失败的 HER2 阳性乳腺癌患者。

④帕妥珠单抗（Pertuzumab）：帕妥珠单克隆抗体是另一种重组的人源化的单克隆抗体，与 Her2 受体胞外结构域Ⅱ区结合，阻碍 Her2 与其他成员形成同源或异源的二聚体，进而抑制受体介导的信号转导通路。而曲妥珠单抗结合 Her2 胞外结构域的Ⅳ区，两者抑制二聚体的形成机制不同，联合使用可产生协同效应。有研究者认为，曲妥珠单克隆抗体只对 Her2 过表达的乳腺癌患者有效，而帕妥珠单克隆抗体对 Her2 低表达的患者同样有效。目前，帕妥珠单克隆抗体主要用于赫赛汀初治失败的 Her2 阳性乳腺癌患者的二线治疗，多与赫赛汀联合应用，临床受益率较高。

（2）以 HER1（EGFR）受体为靶点：约 15% 乳腺癌中存在 Her1 过表达，使其成为抗肿瘤治疗的靶点。Her1 通过细胞外区结合配体而被激活。配体与 Her1 结合导致细胞内区的自动磷酸化，以及细胞内酪氨酸激酶活性的激活，进而介导的下游信号通路，影响细胞的增生、转化和凋亡。目前，以 Her1 为靶点的抗肿瘤治疗的主要途径是抑制 Her1 的酪氨酸激酶的活性，这类药物的主要机制是竞争性抑制 ATP 与 Her1 结合，从而抑制了 Her1 的自身磷酸化，代表药物有小分子酪氨酸激酶抑制药吉非替尼（商品名易瑞沙，Iressa）和厄洛替尼（商品名 Tarceva），还有大分子的单克隆抗体西妥昔单抗（Cetuximab，C-225）。

2. 以血管内皮生长因子（VEGF）为靶点的靶向治疗　肿瘤的生长需要大量的血液为其提供营养，随着瘤体的不断增大需要有大量的新生血管来提供更多的血液，近年来的研究表明，绝大部分实体肿瘤都能产生一种叫作血管内皮生长因子（VEGF）的物质，这种物质可以引发肿瘤组织及周围的微血管的形成和增生，进而促进肿瘤的生长、浸润、转移。约有 60% 的乳腺癌患者其肿瘤组织的 VEGF 呈高表达，因此 VEGF 成为乳腺癌的靶向治疗提供了理想的靶点。

血管内皮生长因子（VEGF）能促进肿瘤新生血管的形成，在肿瘤增殖、浸润和转移过程中发挥重要作用。多数研究显示，VECF 与早期乳腺癌中部分患者的不良预后有关，VEGF 通过与受体结合激活后发挥作用。VEGF 可促进内皮细胞的有丝分裂，延长细胞的存活期，提高基质降解过程中所需酶的表达，增加血管的通透性，抑制血管内皮细胞凋亡的同时还可能抑制乳腺癌细胞的凋亡。

目前，对抗 VEGF 的代表药物是贝伐单抗（rhuMAbVEGF），它是重组的人源化单克隆抗体，其主要通过竞争性结合 VEGF 受体，从而阻断 VEGF 介导的生物活性，抑制血管内皮细胞有丝分裂及肿瘤新血管的形成，从而达到抑制肿瘤生长的目的。贝伐单抗是第一个被美国 FDA 批准用于临床的抑制肿瘤血管生成的药物，目前主要用于大肠癌、非小细胞肺癌、乳腺癌的治疗，并取得了较好的疗效。贝伐珠单抗自身不具有杀死肿瘤细胞的能力，而是通过破坏肿瘤血管的形成，导致肿瘤生长受到限制，从而间接地杀死肿瘤细胞，在临床上联合化疗进行治疗，效果更加显著。

目前，还有许多抗血管生成靶向药物正处于研究中，如抗 VEGF-1 的单抗 IMC-18F1，抗 VEGFR-2 的单抗 IMC-1121B 及针对 VEGF 的酪氨酸激酶抑制药—舒尼替尼和索拉非尼等，这些药物能否使乳腺癌患者临床获益，还有待进一步研究。

3. 以西罗莫司靶蛋白（mTOR）为靶点的靶向治疗　肿瘤细胞的增殖、存活和凋亡等受到一系列的生物蛋白信号的调节，其中较为重要的是 P13K/AKT/mTOR 信号传导通路，西罗莫司靶蛋白是信号转导通路下游重要的丝氨酸/苏氨酸蛋白激酶。研究发现，mTOR 在乳腺癌中经常被激活，进而促进乳腺癌细胞存活和增殖，同时还能引起乳腺癌细胞对一些抗肿瘤药物，如曲妥珠单抗和他莫昔芬等的抗药性。以丝氨酸/苏氨酸蛋白激酶为靶点的 mTOR 竞争物可阻断其下游信号从而抑制乳腺癌细胞的增长、引起癌细胞的凋亡，在乳腺癌的靶向治疗中发挥重要作用。

依维莫司（Everolimus）是该通路抑制药的代表性药物，它是一种口服 mTOR 抑制药，作用于 P13K/AKT 信号通路，可恢复激素治疗敏感性，并通过抗肿瘤细胞增殖及抑制血管生成发挥抗肿瘤效应。临床研究发现，在激素受体阳性乳腺癌患者中，依维莫司联合内分泌药物能提高疗效，改善预后。另有研究报告，依维莫司与曲妥珠单抗联合应用于 Her2 阳性的乳腺癌患者能增强曲妥珠单抗的抗肿瘤活性，并且能逆转曲妥珠单抗的耐药。

4. 以多聚二磷酸腺苷核糖聚合酶（PARP）为靶点的靶向治疗 组织细胞的生长、存活必须依赖于基因组的完整性，而基因组的完整性有赖于 DNA 的修复来实现。肿瘤细胞具有 DNA 修复功能是其能够长时间存活和无限性生长的条件。多聚二磷酸腺苷核糖聚合酶（PARP）是 DNA 修复的关键酶。它在 DNA 损伤后被激活，负责识别断裂的 DNA 单链或双链，并结合到 DNA 断裂部位进行修复。

乳腺癌易感基因（BRCA1）其本身具有很强的 DNA 损伤修复能力，但大部分乳腺癌患者常伴有 BRCA1 基因突变，在 BRCA1 突变的乳腺癌中存在一定程度的 DNA 损伤修复缺陷，其 DNA 修复只能依靠其他的修复路径来完成，所以抑制 PARP 可以增加 DNA 损伤，这些损伤积聚在有同源重组缺陷的细胞中最终可导致染色质失常甚至细胞死亡。因此将 PARP 抑制药用于乳腺癌基因缺陷细胞后可致细胞死亡。目前，PARP 抑制药还在临床研究阶段，主要有奥拉帕尼（Olaparib）、Iniparib（BSI-201）和 Veliparib 等。

5. 其他新型靶向治疗 近年来，随着分子生物学的研究进展使得乳腺癌分子靶向治疗有快速发展，成为目前乳腺癌治疗领域研究的新热点，各类新的靶向药物不断涌现，如肿瘤干细胞抑制药、多靶点酪氨酸激酶抑制药、热休克蛋白 90 抑制药、JAK 抑制药等以及纳米靶向治疗、MicroRNA 治疗和针对 Bcl2 的靶向治疗都处在临床研究中，显示出一定疗效，但还需大量深入研究。

（三）乳腺癌靶向治疗的不足与展望

近年来，乳腺癌的靶向治疗取得了明显进步，尤其是曲妥珠单克隆抗体已经成功改变了 Her2 阳性患者的预后。新的靶向药物不断涌现。但是，靶向治疗还存在许多亟待解决的问题，①靶向药物的效率低，且价格昂贵；②许多靶点特异性不高，靶点分子筛查方法还不够科学；③靶向药物耐用问题突出；④靶向药物的毒副作用大；⑤联合用药机制、有效性、安全性还有待进一步临床试验。

相信随着研究的进一步深入，靶向治疗有望成为预防和治疗乳腺癌的另一种途径：①研究寻找更加精准、高特异性、易于检测的新靶点；②继续开发和研究更多更精准且高效的靶向药物；③进一步广泛深入的临床试验，掌握用药适应证，合理选择用药时机，联合用药及联合治疗。将有可能显著提高乳腺癌的治疗效果，真正达到综合化、个体化的最佳治疗效果，让乳腺癌治疗实现治愈的可能。

第四节 特殊类型乳腺癌

特殊类型乳腺癌也称为特殊形式的乳腺癌，它们具有不同于一般常见乳腺癌的临床特点，在诊断、治疗、预后上有特殊性，不能套用常见乳腺癌的诊治模式。特殊类型的乳腺癌有以下几种：隐性乳腺癌、双侧原发性乳腺癌、炎性乳腺癌、男性乳腺癌、乳腺 Pagets 病、妊娠期乳腺癌。

 隐性乳腺癌

隐性乳腺癌（occult breast cancer，OBC）是指经临床体检不能发现乳腺的病变体征（乳房无橘皮样变、无乳头凹陷、不能触及乳房内肿块等），并且经乳腺超声、胸部 CT、乳腺磁共振成像等影像学检查也未发现乳房内包块，而以腋窝淋巴结转移或其他远处（如锁骨上淋巴结）转移为首发症状，并经病理证实来源于乳腺组织的乳腺癌。少数病例是在身体的其他部位发现乳腺转移癌，而在乳腺内找不到原发病灶。临床上找不到乳腺原发病灶的原因可能是：原发病灶小、纤维性乳腺炎导致乳腺组织增厚，妨碍原发病灶的检出、病灶位较深，且多为粉刺样癌不利于触诊、乳腺肥大、癌组织呈弥散状，未形成肿块。1907 年，Halsted 首先报道了 3 例腋淋巴结肿大而无乳房肿块，其后 1～2 年内出现同侧乳腺癌性肿块的病例，并将其命名为隐匿性乳腺癌。隐性乳腺癌发病率低，临床少见，国外 OBC 的发病率占同期乳腺癌的 0.46%～1.0%，国内 OBC 的发病率占同期乳腺癌的 0.7%。由于隐性乳腺癌已有腋窝淋巴结转移或远处转移，故不属于早期癌。

1. **临床表现** 隐性乳腺癌是乳腺癌的一种类型，所以其病因与一般乳腺癌相同。隐性乳腺癌几乎均发生在女性患者，无特征性临床表现，发病年龄与一般乳腺癌高发年龄相当（45—55 岁），患者多无意中触及腋窝处无痛性质硬肿块，多位于腋窝前角处，肿块可单个或多个，或相互粘连固定。如果肿块压迫腋静脉可导致患侧上肢静脉回流障碍，上肢水肿。少数可出现月经前疼痛，或患侧乳房局部腺体增厚、有韧感，或对侧腺体略胀大。极少数可出现病理性乳头溢液。对于临床上原因不明的腋下肿块患者，在排除炎症、结核及其他部位原发灶后，应考虑隐性乳腺癌的可能性。

2. **辅助检查**　隐性乳腺癌的影像学检查包括乳腺 X 线、乳腺超声、乳腺磁共振，必要时还需要胸部及腹部的影像学检查。确诊需要病理组织学检查，包括对腋窝淋巴结或可疑转移淋巴结或病灶行外科切除活检或细针穿刺细胞学检查，证实为转移性腺癌，并依据组织学及免疫组化特点考虑来源于乳腺，对淋巴结转移癌进行雌孕激素受体检查，有助于原发性乳腺癌的诊断，并且可以指导内分泌治疗。

3. **治疗**　隐性乳腺癌一经确诊，应立即积极治疗，需行手术为主的综合治疗。常采用乳腺癌改良根治术，切除全部乳腺并清扫腋窝淋巴结，根据患者情况必要时可行乳腺癌根治术。切除全部乳腺后，病理科医生可在乳腺上查找原发病灶，大约 2/3 患者的标本中可找到原发癌灶，多为浸润性癌，极少数为原位癌。大约 1/3 患者的标本查不到原发病灶，多数学者认为，乳腺标本中找不到原发灶，不代表没有原发灶，只是由于原发灶太小，通过大体或镜下病理学检查也难以发现。有的学者采用保乳手术，术前借助乳腺磁共振成像确定可疑癌灶的位置，然后对其进行局部广泛切除，并行腋窝淋巴结清扫术。术后根据病理及免疫组化结果确定是否行化疗、放疗、内分泌治疗及靶向治疗等。保乳术后的局部控制情况及生存率仍然存在争议，部分学者的研究提示，保乳术与根治术的 5 年生存率相似。

4. **预后**　隐性乳腺癌的预后类似于或者稍好于原发病灶明确的同期（Ⅱ期）乳腺癌。决定其预后的主要因素为原发癌的病理类型、腋窝淋巴结转移数目、发现腋窝肿块至就诊的时间及激素受体水平等，与原发灶检出与否关系不大。

5. **预防**　由于乳腺癌的病因尚不完全清楚，所以没有确切的预防方法。乳腺癌的预防可以考虑以下几个方面：①建立良好的生活方式，调节好生活节奏，保持心情舒畅；②坚持体育锻炼，积极参加社交活动，避免或减少紧张因素，保持心态平和；③养成良好的饮食习惯；④积极治疗乳腺疾病；⑤不乱用外源性雌激素；⑥不过量饮酒；⑦掌握乳腺自我检查方法，养成定期乳腺自查习惯。

 ## 双侧原发性乳腺癌

双侧原发性乳腺癌（bilateral primary breast cancer，BPBC）广义上可分为原发性双侧乳腺癌和一侧转移至对侧的双侧转移性乳腺癌。临床上所说的双侧乳腺癌通常是指原发性双侧乳腺癌，是双侧乳腺同时或先后独立发生的原发癌，是多原癌的一种病理类型，根据发生间隔时间长短分为同时性双侧乳腺癌和异时性双侧乳腺癌。两侧乳腺癌发生时间间隔 < 6 个月者为同时性双侧乳腺癌（bilateral synchronous breast cancer，BSBC），发生时间间隔 > 6 个月者为异时性双侧乳腺癌（bilateral asynchronous breast cancer，BABC）。双侧原发性乳腺癌发病率低，占乳腺癌的 2% ～ 11%。

1. **病因**　双侧原发性乳腺癌是乳腺癌的一种类型，所以病因与一般乳腺癌相同。但鉴于其特殊性，尚包括以下特殊病因：一侧乳腺癌术后，由于对侧乳腺癌暴露于相同的致癌因素下，并且随着乳腺癌诊治水平的提高，患者生存期延长，导致对侧乳腺癌的发病率增加；第一侧原发癌的病理类型与对侧乳腺癌发生也有密切关系，其中浸润性小叶癌是对侧发生乳腺癌的高危因素，可能与小叶癌多中心生长有关。

2. **诊断**　临床上诊断双侧原发性乳腺癌的标准如下：乳腺外上象限为原位癌的好发部位，而转移癌多位于乳腺内侧象限或靠近胸中线的脂肪组织内，因为转移癌多通过淋巴或血运循环转移到对侧乳腺；双侧乳腺癌组织学类型不同，或肿瘤细胞核分化程度有明显的差异；乳腺内病灶为原位癌或原位癌演变成浸润癌状态，此为乳腺原发癌的最可靠证据；原发癌病灶多单发，浸润性生长。

3. **治疗**　双侧原发性乳腺癌应视为 2 个独立的肿瘤，治疗原则与单侧乳腺癌相同，采取以手术为主的综合治疗。早诊断、早治疗是改善预后的关键因素。根据患者肿瘤分期选择手术方式，并根据术后病理及免疫组化结果给予放疗、化疗、内分泌治疗及分子靶向治疗等。对于缺失的乳腺可行一期或二期乳房重建术。单侧乳腺癌术后，不主张作对侧乳腺的预防性切除。

4. **预后**　大多数学者认为，双侧原发性乳腺癌预后较单侧乳腺癌差，同时性双侧原发性乳腺癌更差。影响预后的因素主要与第一和第二原发癌的临床分期及两侧乳腺癌的间隔时间有关。患双侧乳腺癌的妇女的非乳腺癌起源的第三次原发癌的风险增加，其中卵巢癌的风险较正常人增加 10 倍，这与遗传因素或放疗、内分泌治疗有密切关系。双侧乳腺癌治疗效果的关键是尽早确诊第二侧原发乳腺癌，对普通人群大力宣传健康方式，避免增加乳腺癌的因素，对于年龄低于 40 岁的患者或乳腺癌家族史的患者对侧乳腺癌的随访应更加频繁，尤其是在初始治疗后 5 年之内。每年一次的乳腺 X 线、彩超检查及自我体检，更有助于发现早期双侧乳腺癌。

 ## 炎性乳腺癌

炎性乳腺癌（inflammatory breast cancer，IBC）首次描述于 1814 年，是一种特殊类型的乳腺癌，因肿瘤病程发展快，酷似急性炎症改变而得名。1924 年，Lee 和 Tannenbaum 将其命名为炎性乳腺癌。炎性乳腺癌是局部晚期乳腺癌，虽然罕见，仅占腺癌的 2.5%，但侵袭性强，病程发展快，常在短期内侵犯整个乳房，早期即发生转移，致死性极高。

1. 病因　炎性乳腺癌是乳腺癌的一种特殊类型，所以病因与一般乳腺癌相同。危险因素包括乳腺癌家族史，一级亲属（母亲、姐姐、妹妹）中有乳腺癌患者；乳腺腺体致密；月经初潮年龄小（＜12 岁）；绝经年龄晚（＞55 岁）；头胎年龄小；BMI（≥30）；未婚、未育、晚育；口服避孕药；怀孕次数多；长期母乳喂养；乳腺良性疾病未及时诊治；乳腺病灶组织穿刺病理提示不典型增生；携带导致乳腺癌的突变基因；胸部接受过高剂量放射线的照射；长期服用外源性雌激素；绝经期后肥胖；长期过量饮酒等。

2. 临床表现　炎性乳腺癌的好发年龄为 28—60 岁，中位年龄为 48 岁，1/3 的患者发生在绝经期前后，约 1% 发生在妊娠哺乳期，极少数可发生在男性。症状和体征与乳腺炎相似。常起病急，短期内出现乳腺皮肤炎性改变，并累及乳腺皮肤 1/3 以上。由于癌细胞播散到皮下淋巴管网，形成癌栓导致淋巴回流受阻，毛细血管受阻扩张并大量充血，导致皮肤弥漫性发红，皮肤最初呈粉红色，很快变成淤血样紫红色，甚至呈丹毒样改变或斑纹状色素沉着，皮肤水肿、增厚变硬，患侧乳房增大，形成橘皮样外观，可有清晰的皮肤界限，有的患者乳头可出现干裂、结痂、回缩或抬高。因皮肤水肿，肿块边界常常触及不清，约 1/3 病例触不到肿块而仅呈皮肤典型的炎性改变；局部皮肤温度常高于对侧相应位置，可伴有乳头内陷、扁平、结痂等改变和卫星结节；55%～85% 的患者就诊时可触及腋下或锁骨上肿大的淋巴结，部分患者甚至已存在明显的骨、肺、肝、脑等远处转移灶，并出现相应的临床表现。

3. 诊断　炎性乳腺癌的最低诊断标准包括：迅速肿大的乳房，伴弥漫性的红斑及水肿，伴或不伴有橘皮样外观，伴或不伴有乳房内包块；发病病程少于 6 个月；红斑弥漫至少累及 1/3 的乳房；病理组织学确诊为浸润性乳腺癌，伴有或不伴有真皮淋巴管癌栓。免疫组化常表现为雌激素受体（ER）及孕激素受体（PR）大部分为阴性，人表皮生长因子受体 -2（Her2）和表皮生长因子受体（EGFR）蛋白过表达或基因扩增。

4. 治疗　炎性乳腺癌容易出现远处转移，恶性程度高，单纯手术治疗的平均生存期只有 12～32 个月，且 5 年生存率＜10%，所以需要综合治疗。

（1）新辅助化疗：炎性乳腺癌对化疗比较敏感，化疗多采用蒽环类及紫杉醇类药物。新辅助化疗可使原发肿瘤缩小，减少手术时可能导致的肿瘤播散，降低术后复发的可能性。最近，大剂量化疗联合自体干细胞移植的疗效，也取得了鼓舞人心的数据。

（2）手术治疗：新辅助化疗 3～4 个周期后，很多原发肿瘤能明显变小，局部皮肤红肿缩小或消失，给手术治疗创造了条件，原则上乳房皮肤切除范围应够大。手术要保证阴性的切缘，必要时采用皮瓣移植。最好选择传统根治术，可以彻底清除病灶和淋巴结，最大限度地减轻肿瘤负荷。保乳手术或保留乳头或皮肤的乳腺切除术，不适合炎性乳腺癌患者。

（3）放疗：放疗可以改善潜在的淋巴结转移灶，防止癌灶复发。

（4）分子靶向治疗：Her2 阳性的炎性乳腺癌可应用曲妥珠单抗进行术后辅助治疗，能明显降低复发风险，延长术后无病生存期。拉普替尼是抑制 Her2 和 EGFR 的酪氨酸激酶抑制药，可诱导 Her2 阳性或 Her2 耐药肿瘤细胞的凋亡。对曲妥珠单抗耐药的转移性乳腺癌仍有效。

（5）内分泌治疗：炎性乳腺癌患者激素受体多为阴性，对于阳性患者应在综合治疗结束后常规使用 5 年内分泌治疗药物。绝经前期服用他莫昔芬，绝经后服用芳香化酶抑制药。

5.预后　炎性乳腺癌是乳腺癌中预后最差的类型，单靠放疗或手术仅能获得小于 15 个月的中位生存期，局部复发率高达 50%。即使进行综合治疗，预后明显改善后，其中位生存期仍远低于同期非炎性乳腺癌患者（4.75 年 vs.13.4 年）。影响预后的因素尚未完全明确，主要包括对化疗的反应、病理分期、腋窝淋巴结转移情况、雌激素及孕激素受体情况及治疗方案的选择等，其中对化疗的反应是预后的首要因素。

 男性乳腺癌

乳腺癌的发生是由于乳腺组织内出现恶性肿瘤细胞，因为男性也具有乳腺组织，所以也会发生乳腺癌。男性乳腺癌（male breast cancer，MBC）是一种罕见的疾病，占全部乳腺癌的 1%，占男性恶性肿瘤的 0.2%，发病率低，但病死率与女性乳腺癌相似。高发年龄为 68—71 岁。

1.病因　男性乳腺癌的病因与女性乳腺癌类似，其危险因素有以下几个。①遗传因素：大约有 20% 的男性乳腺癌患者的亲人患有乳腺癌。② BRCA2 突变基因的携带者：BRCA2 突变基因的携带者患男性乳腺癌的概率为 7%，是普通人群的 80～100 倍。③雌激素水平增高包括：Klinefelter 症候群，患者体内雄激素水平降低，促性腺激素水平增高，伴有不孕，男性乳腺发育等症状，其患男性乳腺癌的风险是普通人群的 50 倍；隐睾、先天性腹股沟疝、外伤、睾丸炎和睾丸切除术等导致睾丸异常，雄激素水平低下者，患男性乳腺癌的风险增加；肥胖者体内雌雄比例失调也是男性乳腺癌的危险因素，因为脂肪细胞能将雄性激素转化为雌激素，肥胖患者体内含有较高的雌性激素；肝细胞具有灭活雌激素的功能，所以肝疾病患者体内雌激素大量蓄积，可导致男性乳腺癌的发生，肝硬化患者患乳腺癌的风险是普通人群的 9～13 倍；④高温环境：长期高温环境可导致睾丸功能障碍，男性于高温环境中工作，例如高炉、轧钢、炼钢等发生乳腺癌的风险增加。⑤放射线暴露：过量的电离辐射会增加癌症的发生率，所以一个男性的胸部受到大剂量的辐射时，就会诱发乳腺癌的发生。⑥职业危害风险：职业致癌物暴露，例如汽油、排出的废气和刺激性的气味气体，也会增加乳腺癌的风险。⑦生活方式的影响：过量饮酒与男性乳腺癌有关，吸烟男性与乳腺癌无太大关系。

2. 临床表现　男性乳腺癌最常见的症状是无痛性乳腺包块，发生率为75%～95%，男性乳腺组织少，肿块易侵及中心，常发生在乳晕周围，肿块质地硬、边界不清、表面不光滑、活动度差。部分患者乳腺局部增厚或皮肤溃烂，约50%的男性乳腺癌可出现乳头溢液、回缩、固定或湿疹等乳头受侵表现。少见的临床表现有触痛合并男性乳腺增生、水肿、瘙痒等。男性乳腺癌的淋巴结更易发生转移，男性乳腺只有很薄的一层乳腺组织，肿瘤容易与皮肤、胸肌筋膜粘连，且乳头和乳晕下有丰富的淋巴管网，也易穿透乳腺组织侵入区域淋巴组织。与女性乳腺癌相比，男性乳腺癌易被忽略，就诊比女性晚，所以大约50%男性乳腺癌的确诊时病期在Ⅱ期以上。

3. 诊断　男性缺乏足够的乳腺组织，胸壁较薄，查体容易发现乳腺肿物，对乳晕区及其周围的形态不规则肿物或小硬结进行细针穿刺活检，病理证实为乳腺癌，即可确诊。

4. 治疗　目前没有明确的男性乳腺癌的治疗指南，临床上治疗方案主要参考女性乳腺癌的治疗方法。男性乳腺癌首选手术治疗，由于男性乳腺癌的患者年龄偏大、体质较差，男性患者术后行化疗的比例明显低于女性患者。男性乳腺癌雌激素水平较高，大多数男性乳腺癌对内分泌治疗的效果好，主要使用芳香化酶抑制他莫昔芬、阿那曲唑、来曲唑。部分学者认为，应把化疗作为男性乳腺癌激素治疗无效和转移患者的二线治疗，化疗方案常选 CMF 方案（环磷酰胺＋甲氨蝶呤＋氟尿嘧啶）和 CEF 方案（环磷酰胺＋表柔比星＋氟尿嘧啶）。男性乳腺癌的放疗是基于女性乳腺癌的治疗经验，用于晚期或腋窝淋巴结发生转移的患者。Her2 阳性者可使用赫赛丁靶向治疗。

5. 预后　男性乳腺癌发病年龄大、病期晚、淋巴结转移率高，预后较女性差，Giordano 等研究认为，MBC 总的生存率为 63%，10 年生存率为 41%，其中 5 年生存率Ⅰ期为78%，Ⅱ期为67%，Ⅲ期为40%，Ⅳ期为19%。

 乳腺 Paget 病

乳腺 Paget 病又称为湿疹样乳腺癌是乳腺癌的一种罕见形式，占乳腺癌的1%～3%，1874年，JamesPaget 将其描述为乳头溃疡及下部的恶性肿瘤，其发病缓慢，病程较长，恶性程度较低。

1. 临床表现　湿疹样乳腺癌的病因与一般乳腺癌类似。乳腺 Paget 病的发病高峰在60—65岁，与浸润性导管癌相比晚5～10年。乳腺 Paget 病通常发上于单侧，绝经期后女性多见，也有男性发病的报道。临床表现为乳头乳晕复合体（NAC）表皮出现肿瘤细胞，67%～100%的患者伴有浸润性癌或原位癌，其中约60%位于中央区 NAC 下方，30%～40%有多中心肿瘤。多数患者最初表现为乳头乳晕感觉异常、瘙痒和烧灼感，内衣有血迹等异常分泌物，NAC 有湿疹样改变并逐渐扩大至乳腺皮肤。病变部位与正常皮肤界限清楚，部分患者使用类固醇激素可暂时缓解皮肤症状，疾病进一步进展会出现溃疡和 NAC 结构破坏，NAC 下部的肿瘤也可能造成乳头回缩。约50%的患者可触及乳腺肿物，而其中90%以上有浸润性癌，未触及肿瘤的患者中半数存在导管内癌。

乳腺 Paget 病的临床表现类型可分为3种：①单纯的乳头乳晕病变，不伴有乳腺内的乳腺癌成分，如未突破基底膜，则属于乳腺原位癌的一种；②乳头乳晕病变同时存在同侧乳腺内的肿块（伴发乳腺实质内的乳腺癌）；③以乳腺实质内的肿块为首发表现，不伴有明显的乳头乳晕病变，其诊断依赖于术后的病理学检查发现乳头部特征性的 Paget 细胞。

2. 诊断　乳头乳晕区湿疹样改变，同时组织病理检查找到 Paget 细胞即可明确诊断。

3. 治疗　乳腺 Paget 病应采用以手术治疗为主的综合治疗。对于单纯乳腺Paget 病，一般倾向保乳手术加做术后全乳放疗，保乳手术有单纯乳头切除术、乳头乳晕复合体楔形切除术或象限切除术。合并肿块的乳腺 Paget 病由于伴发浸润性癌灶、多中心病灶及淋巴结转移的概率大，行根治术或改良根治术。术后根据所伴发的乳腺癌级腋窝淋巴结转移情况按照普通乳腺癌的治疗原则辅以放、化疗、内分泌治疗及生物治疗等。

4. 预后　湿疹样乳腺癌仅限于乳头皮肤或乳头下方乳管内者预后好，合并其他类型乳腺癌者预后差。影响预后的主要因素是乳腺内是否扪到肿块，以及淋巴结有无转移。有文献报道湿疹样乳腺癌的5年生存率为75%，10年生存率为

67%，未触及肿块者 5 年生存率为 91%，合并肿块者 5 年生存率 44%，无淋巴结转移的 10 年生存率为 80%～100%，而有淋巴结转移者是 25%～47%。

妊娠期乳腺癌

妊娠期和哺乳期乳腺癌是一种特殊类型的乳腺癌，由于哺乳期乳腺癌患者内分泌的变化及其对肿瘤细胞产生的影响与妊娠期乳腺癌（pregnancy and lactation-associated breastcancer，PABC）相似，所以常将二者统称为妊娠期乳腺癌。妊娠期乳腺癌是指在妊娠时或产后哺乳期内确诊的原发性乳腺癌，是一种较为罕见的特殊类型的乳腺癌，妊娠期乳腺癌的发病率占全部妊娠妇女的 0.01%～0.03%，占全部乳腺癌的 1%～2%，平均发病年龄为 33 岁。

1. 病因　性激素是乳腺癌的危险因素之一，妊娠期间雌激素、孕激素、胰岛素样生长因子明显增加，与乳腺癌的病因及进展有密切的关系。

2. 临床表现　妊娠期乳腺癌临床表现与一般乳腺癌患者临床表现相同，以进行性增大的乳腺无痛性肿块为主要表现，就诊时常伴有腋窝淋巴结或锁骨上淋巴结肿大，亦可表现为乳头溢液、内陷、局部炎症、皮肤破溃等，溢液以血性及浆液性液体为主。一些研究发现，诊断妊娠期乳腺癌的中位年龄是 33—34 岁，诊断时中位妊娠时间是 17～25 周。肿瘤大部分为高分化的浸润性导管癌，肿瘤分期较晚。

3. 治疗　妊娠期乳腺癌的治疗与其他类型乳腺癌一样，可采取手术、化疗、放疗、内分泌治疗及分子靶向治疗等，但必须考虑母亲和胎儿的双重因素。终止妊娠不能改善预后，不建议常规性治疗性的终止妊娠。

（1）手术：手术治疗是妊娠期乳腺癌最主要的治疗方式，大多选择孕 12 周后进行，以减少流产的风险。Ⅰ期、Ⅱ期和部分Ⅲ期乳腺癌患者，选择改良根治术。如果肿瘤已侵犯胸大肌应考虑根治术。

（2）化疗：肿瘤直径＞2 厘米或区域淋巴结阳性的妊娠期乳腺癌患者均应行化疗。妊娠早期化疗易导致自发性流产或胎儿畸形，妊娠中晚期化疗相对安全。化疗方案包括 FEC（氟尿嘧啶＋表柔比星＋环磷酰胺）、EC（表柔比星＋环磷酰胺）、FAC（氟尿嘧啶＋阿霉素＋环磷酰胺）、AC-T（阿霉素＋环磷酰胺序贯多西他赛）。化疗期间避免哺乳。

（3）放疗：不建议妊娠期间行放疗，在产后或终止妊娠后进行，放疗开始的时间不迟于术后 3 个月。

（4）内分泌治疗：妊娠期乳腺癌患者绝对禁止在妊娠期内行内分泌治疗，尤其是他莫昔芬禁用于妊娠期患者。内分泌治疗应在分娩和化疗结束后使用。

（5）分子靶向治疗：为安全起见，妊娠期乳腺癌患者暂不行分子靶向治疗。

4.预后　妊娠期乳腺癌的预后与妊娠的关系不大，与患者年龄、孕期及疾病分期有关。

第五节　乳腺癌患者的术后康复与护理

乳腺癌是女性最常见的恶性肿瘤之一，它的发病常与遗传有关，以及40—60岁、绝经期前后的妇女发病率较高。仅1%～2%的乳腺患者是男性。主要症状表现为：乳腺肿块、乳腺疼痛、乳头溢液、乳头改变、皮肤改变、腋窝淋巴结肿大。主要的治疗手段有手术、化疗、放疗等，若是在早期接受合理治疗，可以得到控制。为此，在临床上一般是采用切除的方法，对于患者来说，进行术后的康复护理十分必要。

 护理

1.心理护理　对于乳腺癌患者来说，由于进行了肿瘤的切除，这使她们的身体在一定程度上缺少了女性美的特征，再加上对长期生存的期望，致使其中的大部分患者的心理压力极大，整体来说，她们都对周围人群的异样眼光、夫妻关系、自身体态、生命终结等有着不同程度的焦虑和抑郁，笔者调查发现，护理人员对她们进行了长期的心理护理，同时介绍手术必要性，并取得家属尤其是患者配偶的支持，理解与合作。

具体到护理过程中，则是热心的接待患者，耐心的解释患者的疑问，认真观察患者身体状况，积极主动的与患者进行不定期沟通，向患者本人及家属普及乳腺癌知识，安慰患者，向他们介绍有关整形，修饰弥补缺陷的方法，消除她们的心理障碍，让她们感受到护理的认真与温暖，同时，建议她们转移自己的注意力，如经常读书、看报、看电视、散步等，使患者的注意力从不良的心理状态中转移出来，而对于个别由于心理压力过大而造成一定精神负担的患者来说，通过亲切的护理态度促使她们吐露内心的不快，并鼓励她们多与家人、朋友聊天，使其从亲朋那里得到一些理解和劝慰，保证其心情的舒畅。另外，护理过程中，当患者咨询到一些乳腺癌的病例时，少说治疗失败病例，减少负性情绪的刺激，以免增加患者的烦恼。多讲一些成功的病例，树立她们早日康复的信心。

2. **伤口护理** 对于乳腺癌术后患者来说，易发生出血、气胸、皮下积血积液、皮瓣边缘坏死等情况，但由于乳腺癌手术患者为使皮瓣紧贴胸壁，需用胸带加压包扎，这样易导致血液供应受阻，组织缺血缺氧，造成切口愈合差。因此，在术后的康复护理中，护理人要多注意观察患侧肢体皮肤颜色、温度及脉搏，看是否与对侧相同，此外定期查看患者有无呼吸困难的情况，在患者饭后及时咨询是否有进食易饱胀、上肢麻木感等，发现这样的情况，就及时调整患者胸带的松紧度，保证患侧上肢的正常血运。在发现患者患侧上肢出现温度低、脉搏减弱、皮肤青紫等情况之后，及时对切口的包扎程度进行处理，在发现一些特殊情况时，及时报告医生，对患者给予相应的处理。

3. **引流管护理** 对于乳腺癌术后患者的护理中，护理人员极其注意患者卧位时的翻身幅度，一般来说幅度都比较小，以防止发生引流管的异常。如引流管堵塞，护理人员会立即用50毫升注射器抽吸，之后注入10毫升无菌生理盐水，使引流管保持通畅状态。在此期间，还密切观察引流液的量、颜色和性质，以准确判断有无出血情况。同时，护理人员要非常注重负压吸引量，以防止活动性出血现象的发生，根据这15例患者的术后状况，护理人员视其情况，在术后3天拔除引流管，拔除引流管时还要特别注重给患者保暖，观察伤口敷料情况，指导患者适当地活动上肢。乳腺癌术后皮下放置引流管回房后接负压球，有助于减少创面积液，皮瓣紧贴胸壁，促进创面愈合，减少并发症的发生。护理时应保持引流管通畅，密切观察有无扭曲、折叠、受压、脱出，保持适宜的负压（−8千帕），负压过大可造成引流管瘪塌引流不畅，甚至导致出血危险。经常挤压引流管，防止血块堵塞，在引流期内密切观察引流液的性质和量并准确记录。

4. **切口创面护理** 乳腺癌根治术后手术创面大，易并发感染、皮下积液、皮瓣坏死和组织粘连等。

因此伤口应用绷带或胸带加压包扎，保持敷料干洁，加强对患侧肢体远端的血供观察，如皮肤、颜色、温度、脉搏等。若皮肤发绀，伴皮温低，脉搏扪不清，应及时调整绷带松紧度，以患侧血运恢复正常为宜。若绷带或胸带松脱活动，应重新加压包扎，减少创腔积液，使皮瓣或植皮瓣与胸壁紧贴，有利愈合。

5. **切口愈合延迟的护理** 乳腺癌患者切除乳房后，创口愈合延迟的主要表现为皮瓣坏死和皮下积液，因此，护理上应特别注意术后创口的加压包扎，保持引流管通畅，以及高蛋白、高维生素的摄入和控制血糖。

康复

1. **肢体功能锻炼阶段**　乳腺癌根治术后会有不同程度的患侧上肢水肿和肩关节活动障碍，所以手术后应尽早开展上肢功能的锻炼，但必须循序渐进。否则会影响愈合。上肢功能锻炼可分为 5 个阶段进行。

第一阶段（术后 24 小时～ 4 天）：在此阶段患者活动量小，创口包扎，因此护理人员应正确指导锻炼方法，患侧上肢应采取内收进行伸指握拳屈腕活动，被动地屈肘锻炼（医护人员协助，指导家属协助），锻炼次数与时间不限，以不疲劳为宜。以促进血液循环和淋巴回流，减轻手术创伤、回流不畅等原因引起的肢体肿胀，避免过早活动（不主张 24 小时内）。

第二阶段（术后 5 ～ 7 天）：此阶段一般情况下可拔除引流管。正确指导胸带松开，练习用患侧手刷牙、洗脸、拧毛巾、端碗等，锻炼次数及时间不限，避免疲劳，同时要向患者及家属说清在规定时间内正确及时锻炼的意义，避免有的患者怕痛、怕影响愈合而不敢活动。

第三阶段（术后 8 ～ 10 天）：指导锻炼患肢肘屈，开始时用健侧手托患侧肘部，逐渐提高患侧肘部与肩平。

第四阶段（术后 11 ～ 15 天）：继续进行第三阶段练习外，以肩部活动为主，以肩部为中心，然后左右摆臂，但速度不宜过快，患者以自然姿势梳头，保持颈部不偏斜，并练习将双侧手放于颈后，开始时低头位，逐渐到抬头挺胸位，进而做手指爬墙抬高，每日记录高度，加强肢体抬高功能。

第五阶段：拆线出院后练习以肩关节为中心向前向后旋转，并适度地后伸和负重的锻炼，另外可做滑轮运动，在高于头部的横杆上搭一根绳子，双手各持一端，先用健侧手将绳子往下拉，使患侧手臂抬高直至到达稍感不适的位置，然后抬高健侧手臂，使患侧手臂自然下降，如此反复似做滑轮运动。功能康复指导锻炼应特别注意：①活动时间不宜过早，否则易使皮瓣活动而影响伤口愈合；活动过迟，易造成上肢水肿，瘢痕形成，故活动因人而异；②避免过度劳累；③康复训练以患者自行功能锻炼为主，出院后还应坚持功能锻炼，至少半年以上，至活动功能基本恢复直至达到最佳功能状态；④一年内避免患侧肢体静脉输液；⑤有皮下积液积气切口愈合不佳者，应适当延迟或减少肩关节活动，应在医护人员指导下进行功能锻炼。

2. **化疗阶段护理**　虽然化疗的不良反应较大，但却是乳腺癌治疗中不可缺少

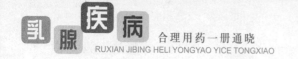

的部分。常见的化疗毒性反应包括：消化道反应、骨髓反应、脱发、口腔黏膜炎、静脉炎等。在此期间，患者能否顺利度过全疗程取决于护理的效果。

3. **消化道反应** 这是化疗中最常见的反应，多数病人出现恶心、食欲缺乏，在化疗当天患者可提早进食易消化食物，少食油腻刺激性食物。鼓励患者多饮水，化疗前遵医嘱给止吐药，同时保持良好环境，避免恶性刺激，护士多与患者交流，谈心，尽量分散其注意力。呕吐严重时及时补充液体和营养物质。骨髓抑制化疗后一周内都有不同程度血细胞减少，因此，化疗期间应遵医嘱定期复查血常规，及时应用升白药物。护理上严格执行消毒隔离工作，保持个人清洁卫生，勤剪指甲，勤洗手，避免皮肤的破损。

4. **静脉炎及药物外渗的处理** 化疗前应了解药物是否属腐蚀性，静脉条件差者考虑中心静脉穿刺，注射前、中、后经常检查回血，告诉患者药物渗出的有关症状，一旦出现药物渗出，应立即停止输液，吸出针头内残留的液体，拔出针头。局部可用生理盐水 10 毫升加地塞米松 4 毫升加利多卡因 5 毫升做局部封闭，或局部冷敷，但注意防止冻伤，冷敷后局部用硫酸镁或土豆片（用保鲜膜覆盖）湿敷，也可用氢化可的松软膏。本组病例中有 3 例应用吡柔比星时外渗，经上述处理后无组织坏死发生。

5. **出院阶段的指导** 出院后继续锻炼上肢旋转活动，以肩关节为中心，向前向后旋转，并适度的后伸和负重锻炼。指导患者对健侧乳腺每天自查。化疗后每周复查肝功能和血常规，并按时来院化疗，完成全疗程。

6. **饮食及锻炼护理** 患者无一例外都十分依赖护理人员，因而在饮食和锻炼方面也进行了极为详细的咨询，护理人员耐心给予了解答。告诉并帮助她们在术后 24 小时活动腕关节，术后 1～2 天可练习伸指、握拳、屈腕肘的活动，术后 3 天可以练习坐位屈肘和前臂屈伸的活动，3～5 天时进行患肢手摸对侧肩和同侧耳的练习，5～7 天时进行患侧上肢伸直、抬高和内收的训练，术后 10 天后不间断地进行肩关节的爬墙活动，以促进身体功能的训练，促进患者的早日康复。

同时，护理人员还向这些乳腺癌患者介绍了一些饮食方面的注意事项，如向她们推荐了如山药粉、糯米、薏苡仁、菠菜、丝瓜、海带、泥鳅、鲫鱼、大枣、橘子、山楂等食物，以帮助患者养血、理气、促进身体康复。

结论

乳房是女性标志之一，根治术后，由于手术切除组织多，伤口创面大，使形体发生了改变。再加上对癌症的恐惧感，极易使患者产生一定的恐惧心理，因而，必须加强心理方面的护理。

乳腺癌术后患者的护理过程是连贯一体的，护理措施上也存在着部分的交叉重复，有些护理措施甚至贯穿整个护理过程，本文提出阶段性护理概念，说明处在不同阶段的患者所需护理的侧重点不同，若护士能自觉认识到患者所处的不同阶段，并给予有目的、有计划、有针对性的阶段性护理，必将取得更好的护理效果，能全面提高患者的生存质量。

术后康复护理是治疗乳腺癌患者病症的一个重要阶段，在经过心理护理、伤口护理、引流管护理、体能锻炼饮食方面的综合护理之后，加上患者本人及陪护不同程度的配合。

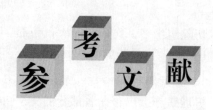

[1] 曾颖,何文山,王唯,等.75 490 例妇女乳腺疾病筛查及流行病学因素探讨 [J]. 中国妇幼保健,
2009，11（24）：1465-1467.

[2] 张樱. 乳腺疾病普查的结果分析 [J]. 中外妇儿健康，2011，19（5）：318-319.

[3] 王海瑛.5520 例妇女乳腺疾病调查分析 [J]. 中国校医，2012，12（26）：930-932.

[4] 张敏璐，黄哲宙，郑莹. 中国 2008 年女性乳腺癌发病、死亡和患病情况的估计及预测 [J].
中华流行病学杂志，2012，33（10）：1049-1051.

[5] Peter Boyle，Bernard Levin. World Cancer Report[M]. Lyon：IARC Press，2008.

[6] FanL，Strasser-Weippl K，Li JJ. Breast cancer in China[J]. Lancet Oncol. 2014 15（7）：
e279-e89.

[7] 张雪云，窦拉加. 急性乳腺炎治疗体会 [J]. 中外医学研究，2012，10（10）：1148.

[8] 武正炎. 外科学 [M]. 北京：人民卫生出版社，2002，353-354.

[9] 刘安，李云梅. 急性化脓性乳腺炎 60 例治疗体会 [J]. 中国医学创新，2010，（22）：69-70.

[10] 耿翠芝，吴祥德. 浆细胞性乳腺炎的临床诊断与治疗 [J]. 中华乳腺病杂志（电子版），
2008（02）：12-14.

[11] Elagili F，Abdullah N，Fong L. Aspiration of breast abscess under ultrasound guidance：
outcome obtained and factors affecting success[J]. Asian Journal of Surgery，2007，（1）：
40-44.

[12] Fletcher A，Magrath IM，Riddell RH. Granulo matmastitis：a report of seven cases[J].
Journal of Clinical Pathology，1982，35（9）：941-945.

[13] 阮华，杨红健. 浆细胞性乳腺炎诊治体会 [J]. 浙江临床医学，2003（05）：108-110.

[14] 耿翠芝，吴祥德. 乳管扩张症 50 例临床分析 [J]. 中国实用外科杂志，1994（06）：336-
337.

[15] 段翠香. 中西医结合治疗急性乳腺炎 56 例的疗效观察 [J]. 宁夏医科大学学报,2011(33)：
780-782.

[16] 房忠女，卢文. 中药埋线治疗乳腺增生症 107 例疗效观察 [J]. 中国全科医学，2007（6）.

[17] 姚静，黄文革，李明，等. 加味逍遥散对乳腺增生模型生殖内分泌系统的影响 [J]. 现代
中西医结合杂志，2006（13）.

［18］蔡志红，吴英，付波，等．300 CASES OF HYPERPLASIA OF MAMMARY GLANDS TREATED WITH RED-HOT NEEDLE PLUS FILIFORM NEEDLE[J]．World Journal of Acupuncture-Moxibustion，2003（3）．

［19］钟绮芬，周佩明，容雪瑶．健康教育对乳腺增生患者治疗依从性的影响 [J]．临床医学工程，2009（4）．

［20］何春年，刘翠英，刘继国，等．乳腺错构瘤 30 例临床病理分析 [J]．中国实用外科杂志，1997 年（02）．

［21］孙诚谊．乳腺肉瘤和叶状囊性内瘤（英）[J]．国外医学．外科学分册，1995（01）．

［22］廖颖，李祖茂．南充市乳腺肿瘤 4851 例统计分析 [J]．川北医学院学报，2014（03）．

［23］陈小艳，宋文静．6207 例乳腺肿瘤临床病理资料分析 [J]．肿瘤防治研究，2009（09）．

［24］吕大鹏．乳房肿瘤影像学检测方法的研究进展 [J]．中国肿瘤临床与康复，2002（03）．

［25］江泽飞．现代乳腺癌全程管理新理念和临床策略 [M]．上海：上海科学技术出版社，2013：67-70．

［26］王晓稼，杜向慧．乳腺癌内科综合治疗策略与临床实践 [M]．北京：军事医学科学出版社，2014：48-60．

［27］谷俊朝，阮祥燕．爱乳房爱自己：乳房保健问答 [M]．北京：人民军医出版社，2008：103-107．

［28］江泽飞，宋三泰，姚开泰．乳腺癌药物治疗的新策略和临床实践 [J]．临床药物治疗杂志，2015，3（2）：1-4．

［29］Goldhirsch A，Winer EP，Coates AS，et al．Personalizing the treatment of women with early breast cancer：highlights of the St．Gallen International Expert Consensuson the Primary Therapy of Early Breast Cancer 2013．Ann Oncol，2013，24（9）：2206-2223．

［30］李媛．肿瘤放射治疗技术现状及展望 [J]．民营科技，2014（09）：271．

［31］谷铣之．肿瘤放射治疗学 [M]．4 版．北京：中国协和医科大学出版社，2008．

［32］Fisher B．Twenty-year follow-up of a randomized trial comparing total mastectomy，lumpectomy，and lumpectomy plus irradiation for the treatment of invasive breast cancer[J]．N Engl J Med，2002．347（16）：1233-1241．

［33］Veronesi U．Twenty-year follow-up of a randomized study comparing breast-conserving surgery with radical mastectomy for early breast cancer[J]．N Engl J Med，2002，347（16）：1227-1232．

［34］刘艳莉．早期乳腺癌保乳术后放射治疗进展 [J]．现代肿瘤医学，2013（03）：656-658．

［35］Vinh-Hung V，Verschraegen C．Breast-conserving surgery with or without radiotherapy：pooled-analysis for risks of ipsilateral breast tumor recurrence and mortality[J]．J Natl Cancer Inst，2004，96（2）：115-121．

［36］谢慧红．乳腺癌术后放疗的副作用及护理 [J]．中国误诊学杂志，2008（02）：392-393．

［37］于世英．放疗在乳腺癌治疗中的作用 [J]．临床外科杂志，2000（05）：261-262．

［38］胡艳萍．乳腺癌内分泌治疗的现状和问题 [J]．医学综述，2002（11）．

[39] 宋三秦，江泽飞. 乳腺癌内分泌治疗的现状及应用策略 [J]. 中华肿瘤杂志，1999（4）.

[40] 张志宁，鲍晓雪. 乳腺癌的内分泌治疗 [J]. 中国肿瘤外科杂志，2014（04）.

[41] 周燕，李昕钰，张之涛. 42 例老年晚期乳腺癌的内分泌治疗临床观察 [J]. 医学信息，2011（06）.

[42] 龚敏勇，熊超，曾灵芝，等. 晚期乳腺癌老年患者内分泌治疗的疗效观察 [J]. 中国实用医药，2010（19）.

[43] 刘江，张俊贞，冯锐. 分子靶向治疗的临床应用进展 [J]. 河北医药，2009，（17）：2308.

[44] 马传栋，沈坤炜，沈镇宙. 拉帕替尼治疗乳腺癌的研究进展 [J]. 中华肿瘤杂志，2008，（05）：321-324.

[45] 程雷，王洪江. 三阴乳腺癌靶向治疗的研究进展 [J]. 大连医科大学学报，2011（02）.

[46] 张晓青，刘鹏熙. 乳腺癌靶向治疗药物的不良反应及其防治 [J]. 国际肿瘤学杂志，2009（4）.

[47] 聂秀青. 拉帕替尼诱导 HER2 阳性乳腺癌细胞凋亡机制及其与 ABT-737 的协同抗肿瘤作用 [D]. 上海：复旦大学，2010.

[48] 付慧英，陈江龙，叶颖俊. 乳腺癌的分子靶向治疗研究进展 [J]. 中国实用医药，2010（29）.

[49] 黄郴，陈晓耕. 乳腺癌靶向治疗新进展 [J]. 医学综述，2010（04）.

[50] 潘峰，潘跃银. 乳腺癌分子靶向治疗的新进展 [J]. 中华疾病控制杂志，2010（06）.

[51] Freudenberg JA，Wang Q，Katsumata M，et al. The role ofHER2 in early breast cancermetastasis and the origins of resist-ance to HER2-targeted therapies[J]. Experimental and Molecular Pathology，2009.

[52] 徐兵河. 乳腺癌的分子靶向治疗及其研究进展 [J]. 中国处方药，2007（09）.

[53] N Normanno，A Morabito，A Luca. Target-based therapies in breast cancer：current status and future perspectives. Endocrine Related Cancer，2009.

[54] 朱克鹏，杨光伦. 乳腺癌靶向治疗的研究进展及未来方向 [J]. 中国普通外科杂志，2011（05）.

[55] 廖仕翀，喻莉，李金芯，等. 三阴性乳腺癌的临床特点及治疗进展 [J]. 中华乳腺病杂志（电子版），2012（01）.

[56] 李同飞，万云云，张勇. 隐性乳腺癌诊疗进展 [J]. 肿瘤基础与临床，2011，24（4）：365-366.

[57] 付尚志，吴雷. 原发性双侧乳腺癌 [J]. 临床军医杂志，2008，36（5）：806-807.

[58] 周静瑜，唐利立. 炎性乳腺癌的现状与进展 [J]. 中华普通外科学文献(电子版)，2013,7(4)：53-56.

[59] 肖春花，龚芸，付丽. 炎性乳腺癌分子研究与治疗进展 [J]. 中华乳腺病杂志（电子版），2010，4（4）：22-25.

[60] 吕勇刚，樊箐，王玲. 男性乳腺癌研究进展 [J]. 中华乳腺病杂志（电子版），2011，5（1）：42-44.

[61] 盛俊秀，田余祥. 男性乳腺癌研究进展 [J]. 医学综述，2010，16（17）：2634-2636.

［62］张明. 男性乳腺癌研究进展 [J]. 临床医药实践，2014，23（5）：363-365.

［63］张弛，段学宁. 乳腺 Paget 病诊断与治疗 [J]. 中国实用外科杂志，2013，33（3）：184-186.

［64］于洪亮，郑荣哲，杨维良. 乳腺 Paget 病的诊治现状 [J]. 临床外科杂志，2007，15（9）：644-645.

［65］申龙河，金日，金香春. 湿疹样乳腺癌 85 例临床分析 [J]. 癌症进展杂志，2009，7（1）：82-85.

［66］关燕，欧江华. 妊娠期乳腺癌的诊治进展 [J]. 医学综述，2014，20（5）：825-827.

［67］贾朝阳，王雅杰，应明真. 妊娠期相关乳腺癌的诊断及治疗策略研究进展 [J]. 医学研究杂志，2014，43（4）：1-5.

［68］石远，任国胜. 妊娠期乳腺癌 [J]. 中国普外基础与临床杂志，2004，11（1）：32-35.

［69］钟颖，孙强. 妊娠期乳腺癌 [J]. 中华乳腺病杂志（电子版），2007，1（3）：48-52

［70］韩永清. 护理干预对乳腺癌患者手术治疗的影响 [J]. 慢性病学杂志，2010. 11；

［71］顾秀芳. 乳腺癌切除术 102 例围术期健康教育 [J]. 齐鲁护理杂志，2008. 16 期；

［72］蔡雁，施小群，金艳. 乳腺癌患者术后乳房缺失心理体验的质性研究 [J]. 中华护理杂志，2006，41（2）：105-108.

［73］张慧兰. 肿瘤患者护理 [M]. 北京：北京医科大学，中国协和医院大学联合出版社，81-84.

［74］谭爱梅，吴月凤，王梅，等. 康复训练应用于乳腺癌术后患者的实践中 [J]. 中华护理学，2005，40（11）：824-826.

［75］黎开风. 乳腺癌手术患者的心理护理分析 [J]. 中华护理学杂志，2008，17（8）：3786.

［76］许江. 谈如何维护乳腺癌根治手术后患者的心理健康 [J]. 中华医学实践杂志，2004，3（12）：16.